Ellen Heidböhmer · Gesund mit Supergrains

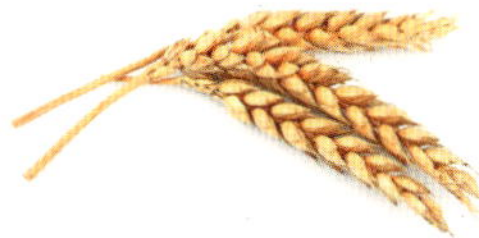

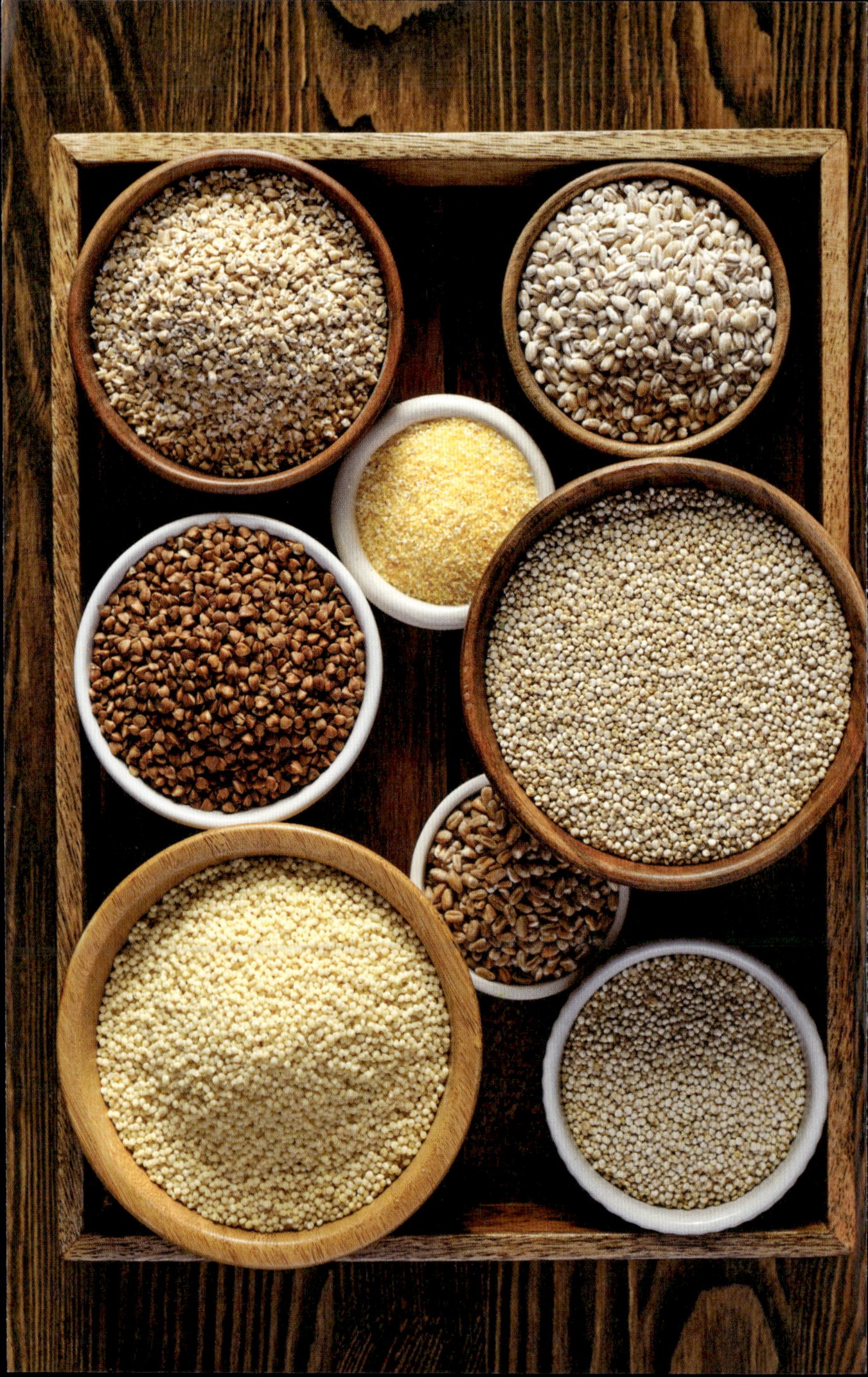

Ellen
Heidböhmer

Gesund mit Supergrains

Mit Dinkel, Quinoa & Co. den Körper optimal mit Nährstoffen und Vitaminen versorgen

herbig

Die Ratschläge in diesem Buch sind von Autorin und Verlag sorgfältig geprüft, dennoch kann keine Garantie übernommen werden. Jegliche Haftung der Autorin bzw. des Verlages und seiner Beauftragten für Gesundheitsschäden sowie Personen-, Sach- und Vermögensschäden ist ausgeschlossen.

Fotos: Shutterstock.com

FSC
www.fsc.org
MIX
Papier aus verantwortungsvollen Quellen
FSC® C015829

Umschlaggestaltung: STUDIO LZ, Stuttgart
Umschlagmotive: Shutterstock (3), AdobeStock (1)
Lektorat: Michaela Zelfel, Tegernsee
Satz: DOPPELPUNKT, Stuttgart
Druck und Bindung: Printer Trento SRL, Trento
Printed in Italy
ISBN 978-3-7766-2835-7

www.herbig.net

Inhalt

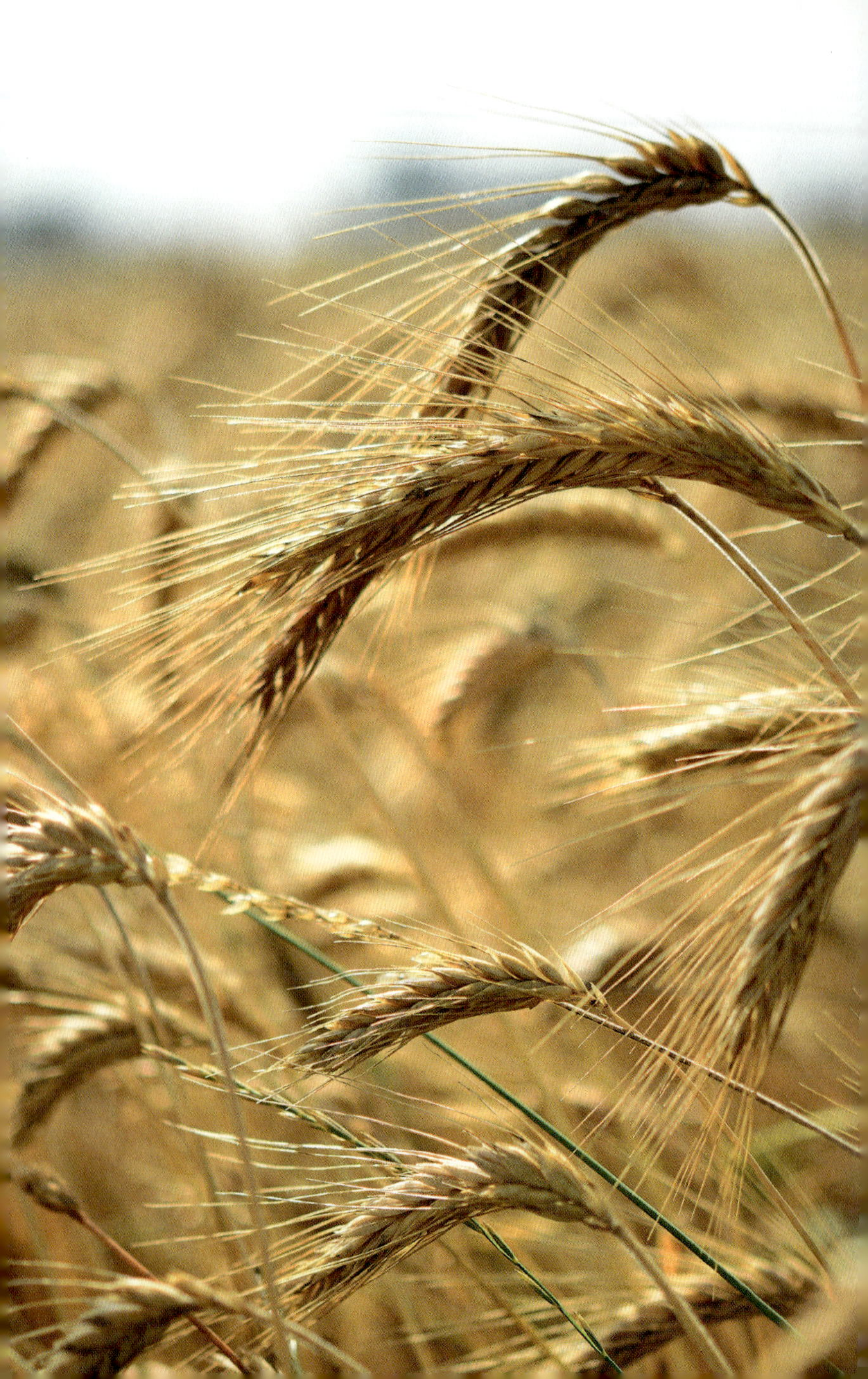

‹ Die Gerste gehört zu den ältesten Getreidearten.

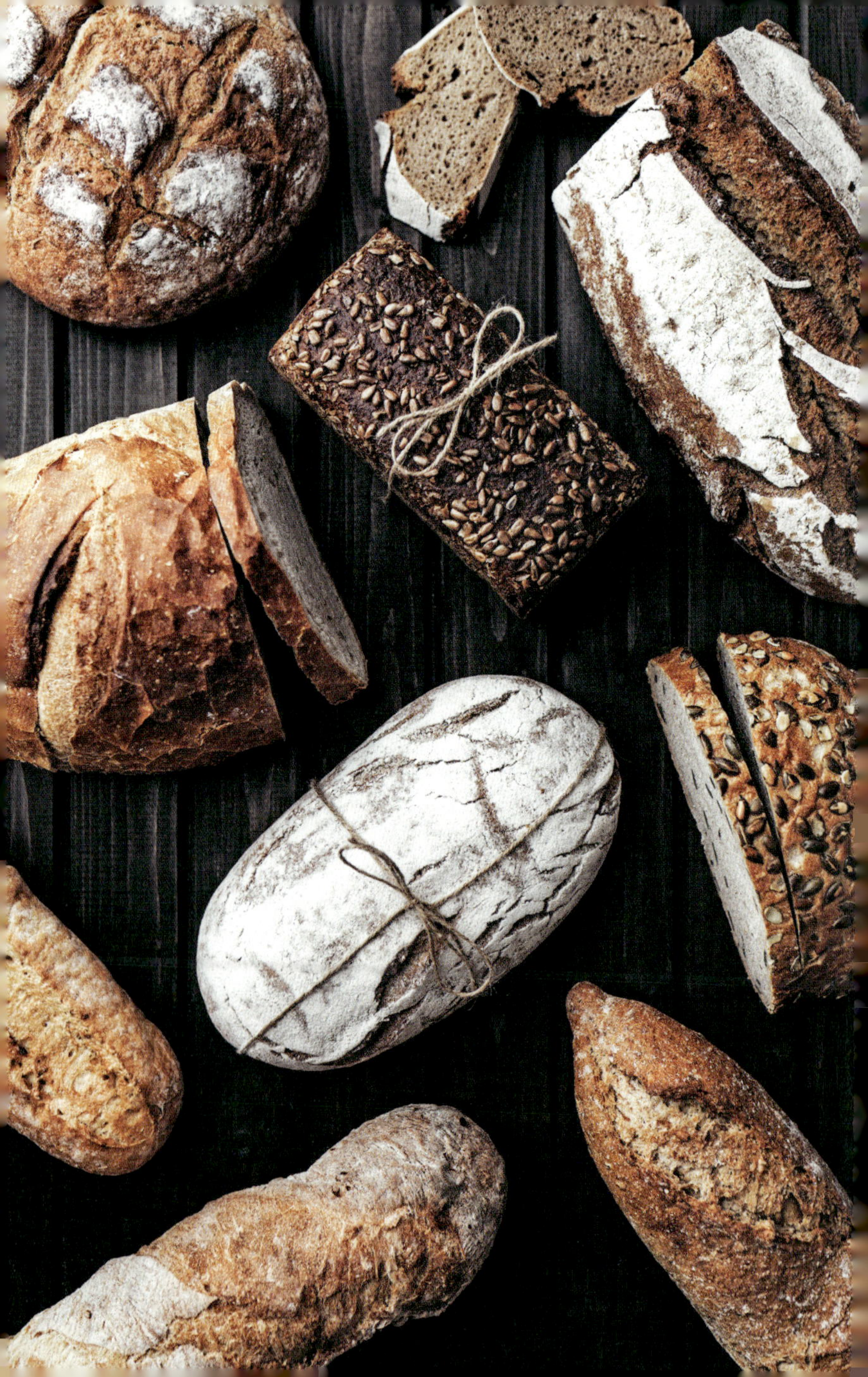

Einleitung

»Unser täglich Brot gib uns heute.«

Vaterunser

»Wer Korn zurückhält, den verflucht das Volk, aber Segen wird dem Haupt dessen zuteil, der Getreide verkauft.«

Altes Testament, Sprüche 11,26

Das ursprünglich aus dem heutigen Libanon stammende Getreide gehört zu den ältesten Nahrungsmitteln von Mensch und Tier. Sein hoher Nährwert, die guten Lagereigenschaften und die vielseitige Verwendbarkeit trugen dazu bei, dass der Mensch vor mehr als 7000 Jahren mit dem systematischen Anbau von Getreide begann.

Anhand von Grabbeigaben, beispielsweise aus der ägyptischen Hochkultur, lässt sich feststellen, dass Getreide und Brot den Menschen heilig waren. Getreidepflanzen, die zur Grundnahrung gehörten, wurden vielfach kultisch verehrt. Im Laufe der Menschheitsgeschichte hatte jede Hochkultur ihren ganz eigenen Getreideanbau, der optimal an die klimatischen und geografischen Bedingungen der Region angepasst wurde: Weizen bei den Römern, Gerste und Roggen bei den nordischen Völkern, Reis in Asien, Mais in Amerika, Hirse in Afrika.

Im letzten Jahrhundert nahmen Menschen mehr und mehr Einfluss auf den Wuchs der Getreidearten. Es wurde gezüchtet und gekreuzt, um einen möglichst großen Ertrag zu erhalten und die Pflanzen resistent gegen Krankheiten, Schädlinge und

‹ Brot ist von jeher Grundnahrungsmittel.

Klimaschwankungen zu machen. So verloren Getreidepflanzen etliche ihrer ursprünglich gesundheitsfördernden Eigenschaften. Am deutlichsten zu sehen ist dies beim Weizen, der heute als überzüchtet gilt und für zahlreiche Krankheiten verantwortlich gemacht wird. Obwohl lediglich 2 % der Bevölkerung an Zöliakie und Weizenallergie leiden, klagen immer mehr Menschen über Haut-, Magen- und Reizdarmbeschwerden.

Was liegt da näher als die Rückbesinnung auf Urgetreide? Einkorn, Emmer, Khorasan-Weizen, Urdinkel, Urgerste und Urroggen erfreuen sich in den letzten Jahren immer größerer Beliebtheit. Nicht zuletzt wegen ihrer vielen gesunden Inhaltsstoffe sind die Powerkörner wahres Superfood und werden deshalb gerne »Supergrains« genannt. Und tatsächlich: Sie sind ausgesprochen bekömmlich, bieten unverfälschten Geschmack, sind unverändert und naturbelassen, gedeihen sogar auf nährstoffarmen Böden und kommen ganz ohne Gentechnik aus.

Im Zuge dieser Rückbesinnung geraten auch die heilenden Eigenschaften von Getreide wieder verstärkt in den Fokus: Dinkel fördert Leistungsfähigkeit und Konzentration, Gerste wurde traditionell bei Magenleiden verwendet, Roggen kommt in der Rekonvaleszenz zum Einsatz, Weizen hilft bei Schlafstörungen.

Wer wegen einer Glutenunverträglichkeit auf Getreide verzichten muss, greift zu den sogenannten Pseudogetreiden Amaranth, Buchweizen, Chiasamen oder Quinoa. Sie sehen aus wie Getreidepflanzen, stammen aber nicht aus der Familie der Süßgräser, sondern aus verschiedenen Pflanzenfamilien: Amaranth und Quinoa aus der Familie der Fuchsschwanzgewächse, Buchweizen aus der Familie der Knöterichgewächse, Chiasamen aus der Familie der Lippenblütler.

Der immunstärkende Amaranth wurde bereits von den Inka verehrt. Buchweizen, ursprünglich in China als Ergänzung zur Getreideernte angepflanzt, verbessert den Blutfluss in den kleinen Gefäßen. Die an Antioxidantien reiche Quinoa ist eine alte Kulturpflanze aus den Anden. Chia, auch als das Gold der Azteken bekannt, punktet mit einer hohen Konzentration von Nährstoffen.

Zum Einsatz in der Küche eignen sich sowohl Urgetreide als auch Pseudogetreide. Die Urgetreide sind sehr vielseitig in der Verwendung. Suppen, Pasta, Backwaren und Snacks bekommen eine besondere Note, wenn sie mit Einkorn, Emmer und Co gebacken werden. Einzig ihre Backeigenschaften sind geringer als die von modernem Getreide.

Ich wünsche Ihnen viel Freude beim Lesen und Entdecken und spannende neue Geschmackserlebnisse mit den Koch- und Backrezepten. Meine persönlichen Lieblingsrezepte finden Sie in dem Kapitel *Frühstück*. Denn die zahlreichen gesundheitsfördernden Eigenschaften der Supergrains lassen sich am besten und einfachsten mit einem warmen Getreidefrühstück entdecken.

Getreide: wertvolle Nahrung seit Jahrtausenden

Gerste, Einkorn und Emmer sind unsere ältesten Getreidesorten. Der Anbau von Gerste lässt sich bis ca. 10 500 vor Christus zurückverfolgen. Einkorn und Emmer wurden bereits vor ca. 10 000 Jahren im Nahen Osten angebaut und blieben bis zum Ende der Steinzeit, ca. 2200 vor Christus, die wichtigsten Getreidearten.

Der vom Emmer abstammende Dinkel ist vermutlich mehr als 9000 Jahre alt. In Europa wurde der Dinkel erstmals um 2000 vor Christus nachgewiesen, unter anderem in Süddeutschland und in der Schweiz.

Die ältesten Funde von Nacktweizen im Vorderen Orient stammen aus der Zeit zwischen 7500–5000 vor Christus, in etwa die Zeit des Übergangs von der Alt- zur Jungsteinzeit (Mesolithikum). Am Übergang zur Bronzezeit ca. 2800 vor Christus hatte sich der Nacktweizen über Mitteleuropa ausgebreitet.

Der Roggen wurde erst im frühen Mittelalter zum Hauptgetreide. Etwa ab dem 10. Jahrhundert verdrängte das Brot den Getreidebrei, lange Zeit das Hauptnahrungsmittel für die Bevölkerung. In den folgenden Jahrhunderten avancierte Brot zum Hauptbestandteil jeder Mahlzeit.

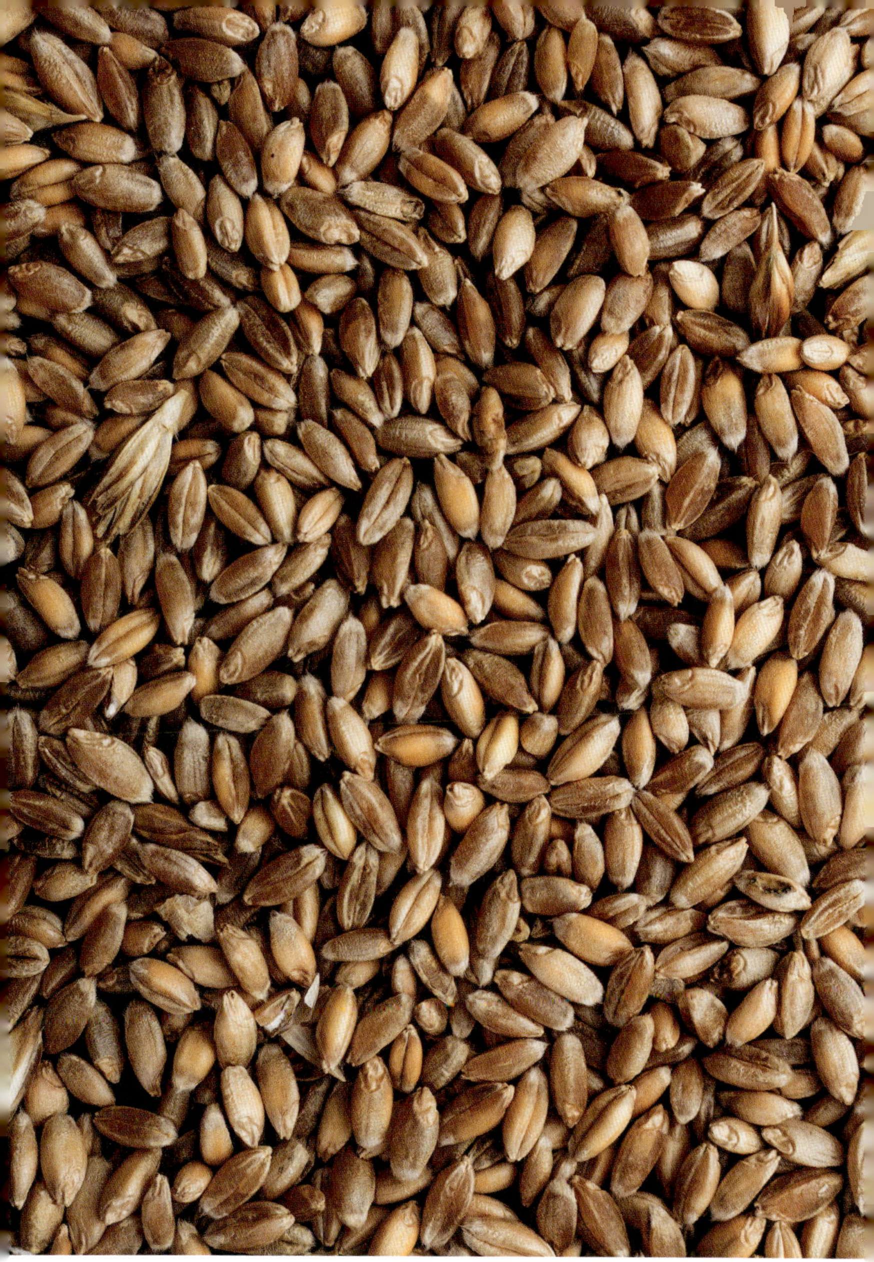

^ Dinkel ist gut bekömmlich und vielseitig verwendbar.

Sesshaft dank Getreide

Die Kulturgeschichte des Getreideanbaus ist eng verwoben mit der Entwicklung der Menschheit. Getreide spielte eine wesentliche Rolle bei der Sesshaftwerdung des Menschen, diente lange Zeit als Zahlungsmittel oder Belohnung und sogar als Normgewicht: Ein Gran war das Gewicht eines Gerstenkorns, ein Karat entsprach dem Gewicht von drei Gerstenkörnern oder vier Weizenkörnern.

In der Jungsteinzeit wurden Jäger und Sammler langsam sesshaft und begannen, Ackerbau und Viehzucht zu betreiben. Der systematische Ackerbau schenkte viel zuverlässiger Nahrung als die Jagd oder das Sammeln und machte den Menschen unabhängiger von äußeren Bedingungen, wie zum Beispiel nicht immer zur Verfügung stehendem Jagdwild. Er ermöglichte das ganze Jahr über eine Versorgung großer Bevölkerungsgruppen mit Nahrungsmitteln, was wiederum zur Entwicklung der ersten Hochkulturen der Menschheit führte.

Mit dem verbesserten Nahrungsangebot veränderte sich die Gesellschaftsordnung grundlegend. Der Ackerbau verlangte »nur« zwei Phasen harter Arbeit im Jahr: das Säen und das Ernten. Die Zeit dazwischen konnte genutzt werden für eine Vielzahl anderer Arbeiten, die eine umfangreiche Arbeitsteilung und schließlich zunehmende Spezialisierung erforderlich machten: die Produktion von landwirtschaftlichen Gütern, die Vorratshaltung, der Bau von Häusern befestigten und kleineren und größeren Lagerhallen, die Herstellung von Werkzeug, das Nähen von Kleidung und vieles mehr.

Außerdem sorgte die Landwirtschaft für die Gesundheit und den Erhalt der Bevölkerung. Mehr Kinder wurden in kürzeren Abständen geboren und mehr überlebten, was wiederum mehr Arbeitskräfte bedeutete. Zum Vergleich: Bei Nomaden ist die Geburtenrate niedrig, weil Kinder ernährt und getragen werden müssen, und die Zeit zwischen zwei Schwangerschaften ist deutlich länger als bei Sesshaften.

Von der Kunst des Brotbackens

Auch die Art der Zubereitung von Getreide veränderte sich mit den wachsenden Fähigkeiten des Menschen: Wurden Getreidekörner ursprünglich noch roh oder im Ganzen geröstet gegessen, begannen die Steinzeitmenschen, das Getreide mit Steinwerkzeugen zu zerstoßen und mit Wasser zu einem Brei zu verarbeiten. Auf diese Art zubereitet, war es einfacher zu essen, schmackhafter und auch bekömmlicher.

Durch das Trocknen auf heißen Steinen oder in heißer Asche wurde der Brei haltbar – so entstand das Fladenbrot. Die Ägypter verfeinerten die Kunst des Brotbackens. Während der Gefangenschaft in Ägypten lernten die Juden diese Technik und gaben sie später an andere Völker weiter. Bei den Römern gab es bereits steinerne Drehmühlen, die das Zermahlen der Getreidekörner vereinfachten. Die Griechen fügten dem Brot Milch, Honig und Gewürze hinzu. Im Mittelalter, als Deutschland einem Flickenteppich aus zahlreichen unabhängigen Städten und Herzogtümern glich, entwickelten sich unzählige verschiedene Brotsorten.

Die Symbolkraft des Brots

Über Jahrtausende hinweg bestimmte die Sorge um das tägliche Brot den Lebens- und Alltagsrhythmus der Menschen. Kriege, Hungersnöte, Ernteausfälle und Epidemien dezimierten die Bevölkerung und führten zu Unterversorgung und katastrophalen hygienischen Zuständen. Durch alle Krisenzeiten hindurch behielt Brot jedoch seine besondere Bedeutung als Grundnahrungsmittel.

Entgegen der Aussage »Der Mensch lebt nicht von Brot allein« (Bibel, 5. Buch Mose, 8,3) mussten Menschen im Laufe der Geschichte häufig fast ausschließlich von Brot leben. Es war überlebenswichtig. Nicht zuletzt deshalb hat dieses Nahrungsmittel eine große symbolische Bedeutung. Im Christentum steht es für das göttliche Geschenk – das Brot, das im Buch Exodus vom Himmel regnet, sichert dem Menschen nicht nur Nahrung und Überleben, sondern auch die Nähe Gottes zu. Auch das Neue Testament ist voller Bezüge auf das Brot. Und aufgrund der biblischen Überlieferung des letzten Mahls Jesu wird das Brotbrechen im christlichen Glauben schließlich zum Zeichen von Einheit und Gemeinschaft.

Der Ausdruck »Wes Brot ich ess, des Lied ich sing« stammt aus dem späten Mittelalter und beschreibt, wie (überlebens-)wichtig die Loyalität eines Minnesängers zu seinem Dienstherrn war: Wollte er mit Brot versorgt sein, tat der Sänger gut daran, seinen Herrn zu loben und zu preisen.

Übrigens beschäftigte sich schon der griechische Philosoph Platon mit Brot: Vor mehr als 2300 Jahren stellte er die Frage, ob sich die ideale Gesellschaft besser von grobem Brot oder von feinem Gebäck ernähren sollte.

Kurioses und Wissenswertes: alte Bauernregeln

»Februar klar – gut Roggenjahr.«

»Wenn es donnert in den März hinein, wird der Roggen gut gedeih'n.«

»Willst du Gerste, Erbsen, Zwiebeln dick, so säe sie an Benedikt.« (21. März)

»Hat Antonius starken Regen, geht's mit der Gerste wohl daneben.« (13. Juni)

»Vor dem Johannistag keine Gerste man loben mag.« (24. Juni)

»So golden die Sonne im Juli strahlt, so golden sich der Roggen mahlt.«

»Wer an Lukas Roggen streut, es im Jahr darauf nicht bereut.« (18. Oktober)

»Wer Weizen sät am Simonstage, dem trägt er goldene Ähren ohne Frage.« (28. Oktober)

»Wenn auf Leonhardi Regen fällt, ist's mit dem Weizen schlecht bestellt.« (6. November)

Korn in der Dichtung

Die Roggenmuhme

Lass stehen die Blume!
Geh nicht ins Korn!
Die Roggenmuhme
zieht um da vorn!
Bald duckt sie nieder,
bald guckt sie wieder.
Sie wird die Kinder fangen,
die nach den Blumen langen!
– August Kopisch

Die Roggenmuhme ist ein Naturwesen aus der deutschen Sage und gehört zu den Korngeistern. Sie geht im Feld auf und ab, ernährt sich von Korn und trägt dazu bei, dass das Getreide wachsen kann.

Und blüht der Weizen ...

Und blüht der Weizen, so reift er auch,
das ist immer so ein alter Brauch.
Und schlägt der Hagel die Ernte nieder,
übers andere Jahr trägt der Boden wieder.
– Johann Wolfgang von Goethe
(*Aus meinem Leben,* Band 3)

Der Streit

Die Gerste spricht: »Ich bin so fein,
mein Haar ist lang und dünn.
Könnt es ein Stückchen länger sein,
gings bis zum Himmel hin!«

Der Weizen brummt: »Was soll mir das,
bin lieber dick und rund.
Am besten wärs, ein einzig Korn
wög gleich ein halbes Pfund!«

Der Hafer flötet: »Wie gemein!
Mein Lockenhaar ist weich,
es hängen viele Perlen daran,
ich bin dem König gleich!«

Der Roggen lacht: »Mein Haar ist kurz,
es ist mir grad so recht.
Als Schmuck trag ich ein Mutterkorn,
das steht mir gar nicht schlecht!«
– Erna Brückner

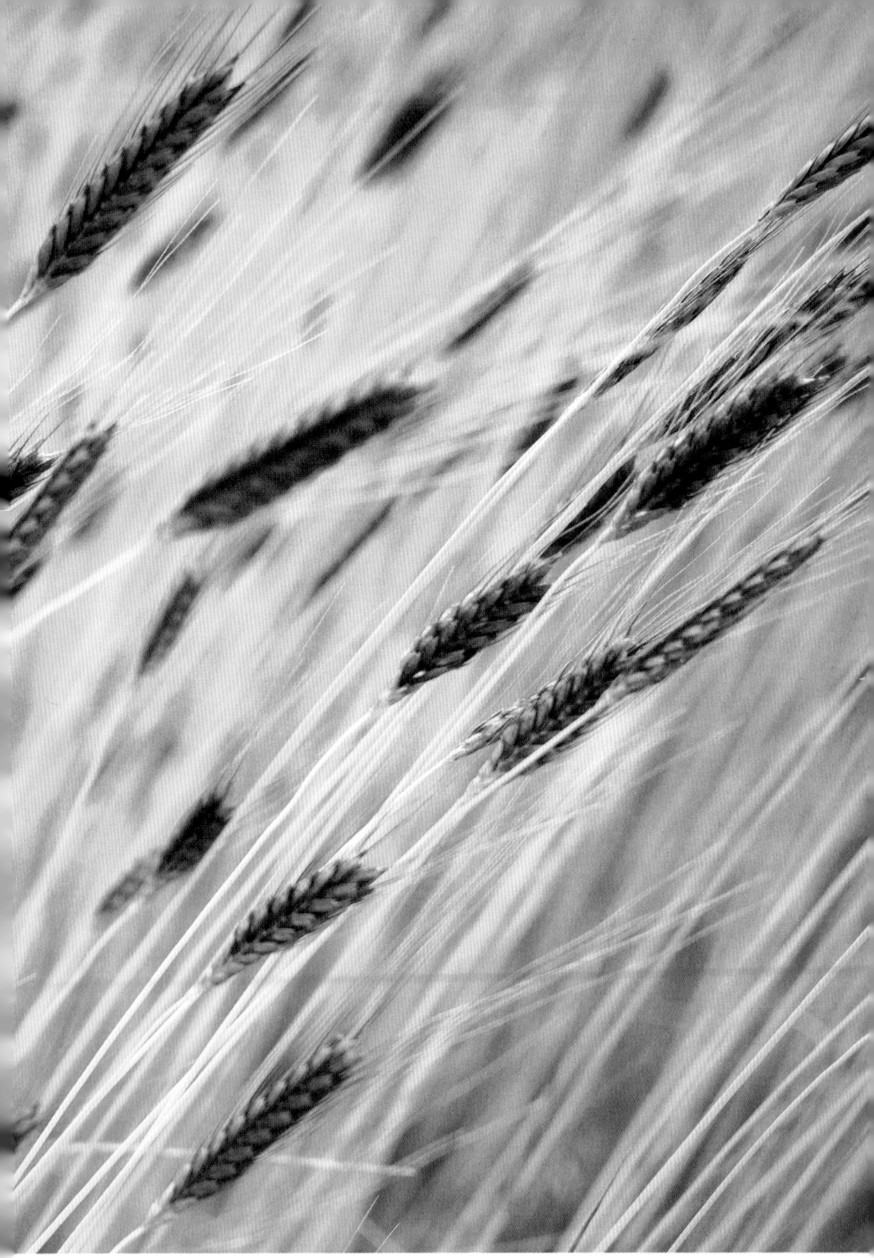

^ Einkorn erkennt man gut an seiner zierlichen Gestalt.

Steckbriefe der Urgetreide

Die Urgetreide Einkorn und Emmer sind genetisch unverändert: Die Einkorngruppe hat einen einfachen, die Emmergruppe einen doppelten Chromosomensatz. Der heutige Dinkel und der Weizen haben bedingt durch Evolution und Züchtung bereits einen dreifachen Chromosomensatz.
Zur Emmergruppe gehören Kulturemmer, Hartweizen und Khorasan-Weizen (Handelsname *Kamut*). Die Dinkelgruppe beinhaltet den Kulturdinkel und den Weichweizen.

Einkorn

Systematik

Wissenschaftlicher Name: Triticum monococcum
Abteilung: Bedecktsamige Pflanzen (Angiospermae)
Klasse: Einkeimblättrige (Monokotyledonen)
Ordnung: Süßgrasartige (Poales)
Familie: Süßgräser (Poaceae)
Unterfamilie: Pooideae
Gattung: Weizen (Triticum)

Beschreibung

Charakteristisch für das Einkorn ist seine zierliche, filigrane Gestalt. Es wird bis zu 140 cm groß und steht spärlich, nicht zu dicht, auf dem Feld. Seine Ähren sind auffallend flach und recht spröde, sodass sie schnell zerfallen. In einem Ährenspindelglied des Einkorns findet sich nur ein einzelnes Korn, das aus einer einzigen Blüte hervorgegangen ist, daher der Name *Ein*korn. Typisch für das Einkorn ist außerdem die gelbliche Färbung des Mehlkörpers, hervorgerufen durch das Carotinoid Lutein. Die Farbe der Spelzen dagegen kann von Weiß über Braun bis Schwarz reichen.

Einkorn ist genau wie Emmer anspruchslos, robust und resistent gegenüber Schädlingen, sehr gut winterhart und ergibt auch auf mageren Böden gute Qualität. Der Anbau von Einkorn ist jedoch eher mühsam: Der Erntezeitpunkt muss genau abgepasst werden, sonst verstopfen die Mähdrescher oder es entstehen Verluste durch abgebrochene Ähren.

Besonderheiten

Einkorn ist kein direkter Vorfahre von Weizen. Beide hatten jedoch vor ca. 10 000 Jahren einen gemeinsamen Vorfahren mit starker Ähnlichkeit zum Ur-Wildeinkorn (Triticum boeoticum).

Einkorn hat einen hohen Gehalt an Carotinoiden. Sie sollen unter anderem die Hautalterung verlangsamen sowie Schutz vor Alzheimer, Krebs und Rheuma bieten.

Das Stroh des Einkorns ist sehr fein und elastisch. Es wird zum Beispiel als Flechtmaterial bei der Herstellung von Bienenkörben verwendet.

Mit Einkorn gefütterte Schweine, so heißt es, wachsen schneller, sind gesünder und haben kräftigere Borsten.

Aufgrund seiner guten Bestockung (Verzweigung am Grund der Stängel) kann Einkorn gut Unkraut unterdrücken. So hieß es früher auch: »Einkorn wächst dem Unkraut davon.«

Geschichte

Die Kulturformen des Einkorns haben sich ab ca. 7600 vor Christus von dem Gebiet zwischen Euphrat und Tigris nach und nach über Kleinasien nach Europa und Nordafrika ausgebreitet. Mit Beginn des Ackerbaus hatte Einkorn eine mengenmäßig geringe Bedeutung neben Emmer und Gerste. Lange galt es als anspruchslose Kulturpflanze, meist wurde es als Grundlage für Brei genutzt. Im Mittelalter wurde Einkorn zunehmend von Dinkel verdrängt und geriet immer mehr in Vergessenheit.

In Jugoslawien soll Einkorn vor dem Ersten Weltkrieg von großer Bedeutung gewesen sein. In Siedlungen der jugoslawischen Vinča-Kultur (eine archäologische Kultur der Jungsteinzeit) wurde ein reiner Einkornvorrat gefunden, was verhältnismäßig selten ist. In den meisten Fällen werden Einkorn und Emmer zusammen gefunden, wobei der Anteil von Emmer überwiegt. Ein reiner Einkornvorrat kann bedeuten, dass Einkorn in dieser Kultur getrennt von Emmer angebaut wurde und die Ernteerträge gesondert behandelt wurden.

Heute können Landwirte und Züchter auf alte Sorten von Einkorn zurückgreifen, weil Einkorn bis hinein ins 20. Jahrhundert vereinzelt in Frankreich, der Schweiz, der Ukraine, Rumänien, Marokko und Vorderasien angebaut wurde.

Emmer

Systematik

Wissenschaftlicher Name: Triticum dicoccum
Abteilung: Bedecktsamige Pflanzen (Angiospermae)
Klasse: Einkeimblättrige (Monokotyledonen)

Ordnung: Süßgrasartige (Poales)
Familie: Süßgräser (Poaceae)
Unterfamilie: Pooideae
Gattung: Weizen (Triticum)

Beschreibung

Der Name Emmer ist abgeleitet von *amer,* dem althochdeutschen Wort für Spelz. Man unterscheidet Schwarzen, Roten und Weißen Emmer. Angebaut wird heute überwiegend Schwarzer Emmer, erkennbar an seinen fast schwarzen Ähren.

Emmer hat lange Stiele mit schmalen Blättern und an der Spitze eine Ähre mit den Samen. Optisch ähnelt er einem normalen Weizenkorn. Im Gegensatz zum vierzeiligen Weizen gibt es beim Emmer nur zwei Körnerreihen, daher der Name *Zweikorn.* Der sogenannte Spelz, die kleinen harten Blätter, die das Korn umhüllen, macht 33 % der Pflanze aus, daher bringt Emmer wesentlich geringere Erträge ein als der moderne Weizen.

Emmer ist genau wie Einkorn robust und resistent gegenüber Schädlingen und gedeiht auch auf trockenen und mageren Böden.

Besonderheiten

Emmer wurde auch als »Weizen von Rom« bezeichnet. Die Soldaten des Römischen Reichs bekamen Emmer zu essen, weil er leicht anzubauen und sehr nährstoffreich war.

Die toskanische Zweikornsuppe *Zuppa di farro* ist eine deftige Emmersuppe. In den ländlichen Gebieten war sie ein klassisches Gericht der armen Leute. Emmer-Bier ist dunkel, trüb und ausgesprochen würzig.

Geschichte

Emmer stammt vom Wilden Emmer aus dem Südosten der Türkei ab. Die ältesten Funde von Emmer und Einkorn aus der Region südlich des Sees Tiberias in Israel sind ca. 23 000 Jahre alt. Im Vorderen Orient war Emmer vor ca. 10 000 Jahren in fast jeder Siedlung zu finden. Er galt als das wichtigste Anbaugetreide in Babylon, im antiken Griechenland und im alten Ägypten.

Mit der Ausbreitung des Ackerbaus gelangte Emmer von Westpersien über Ägypten, Nordafrika und den Balkan nach Europa. Um ca. 3000 vor Christus war er die wichtigste Getreideart in Mitteleuropa.

Im Mittelalter wurden Einkorn und Emmer zunehmend durch den Dinkel verdrängt. Mit dem 18. Jahrhundert begann der Siegeszug des Weizens, der bei weniger Aufwand deutlich mehr Ertrag als Einkorn und Emmer lieferte. Vor dem Zweiten Weltkrieg waren Thüringen und Bayern Hochburgen des Emmeranbaus. Während des Kriegs kam dieser fast vollständig zum Erliegen.

Khorasan-Weizen

Systematik

Wissenschaftlicher Name: Triticum turgidum x polonicum
Abteilung: Bedecktsamige Pflanzen (Angiospermae)
Klasse: Einkeimblättrige (Monokotyledonen)
Ordnung: Süßgrasartige (Poales)
Familie: Süßgräser (Poaceae)
Unterfamilie: Pooideae
Gattung: Weizen (Triticum)

Beschreibung

Khorasan-Weizen, eine alte Sorte des Sommerweizens und natürliche Hybride aus einer Wildform von Weizen und Hartweizen, wird in Nordamerika und in Südeuropa angebaut. Das Klima in Deutschland ist nicht warm und trocken genug für den Anbau. Davon abgesehen ist die Pflanze anspruchslos und robust, liefert allerdings nur geringe Erträge. Ihre Körner sind bis zu dreimal länger als Weizenkörner. Khorasan-Weizen hat einen ausgeprägten Höcker und eine glänzende Oberfläche von tiefgoldener Farbe. Seine rotbraunen Körner sind von fester Beschaffenheit, leicht bekömmlich und im Geschmack süß, butterig und nussig.

Der Name *Kamut* ist eine geschützte Produktbezeichnung für biologisch angebauten Khorasan-Weizen. Der Landwirt Bob Quinn begann Ende der 1970er-Jahre damit, diesen Weizen in Montana anzubauen, und 1990 ließ seine Familie ihre Weizensorte unter dem Namen *Kamut* gesetzlich schützen. Das Wort leitet sich ab von dem altägyptischen Wort *kemet,* was so viel wie »Seele der Erde« bedeutet.

Heute ist Kamutmehl in den Sorten »Hell« und »Vollkorn« erhältlich. Die Vollkornvariante hat Ähnlichkeit mit Roggenmehl.

Besonderheiten

Der Eiweißgehalt von Khorasan-Weizen liegt um 20–30 % höher als der von modernem Weizen.

In Nordamerika wird Khorasan für Cerealien verwendet.

Eine Ernährungsumstellung von modernem Weizen auf Khorasan-Weizen soll Reizdarmbeschwerden lindern und sich günstig auf Diabetes mellitus auswirken.

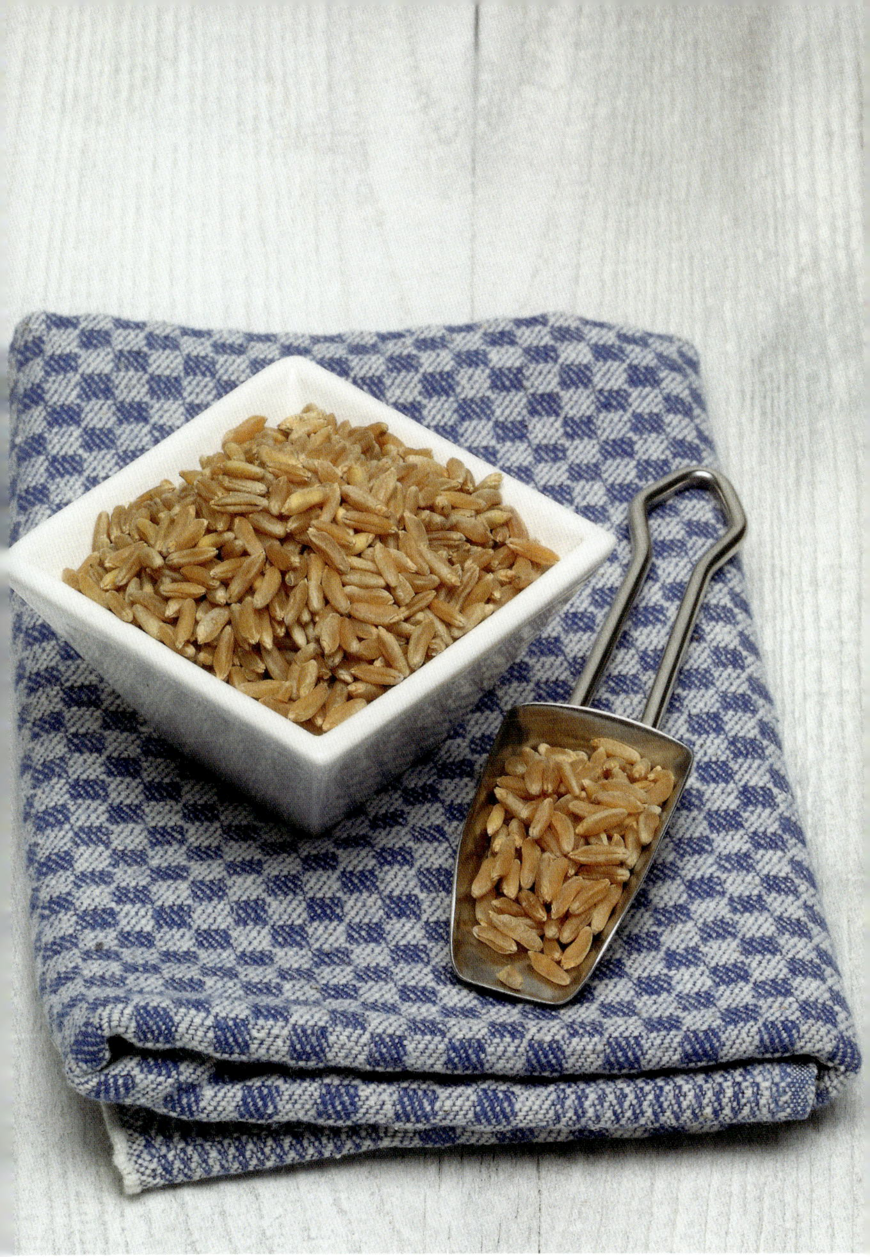

^ Kamutkörner sind zwei- bis dreimal länger als Weizenkörner.

Geschichte

Um die genaue Herkunft von Khorasan-Weizen ranken sich viele Legenden. Aller Wahrscheinlichkeit nach stammt er aus Zentralasien. Sein Name leitet sich vermutlich von Chorasan ab, einem historischen Ursprungsgebiet, bestehend aus einer Nordostprovinz des Irans mit gleichem Namen und dem heutigen Afghanistan. *Chorasan* kommt aus dem Altpersischen und bedeutet »Land der aufgehenden Sonne«, bezeichnet also den Orient.

Weitere Urweizensorten

Außer Khorasan gibt es noch zwei weitere Urweizensorten.

Gelbmehlweizen

Das Carotinoid Lutein verleiht dem Mehlkörper des Gelbmehlweizens seine auffallend gelbe Farbe. Sie bleibt auch nach dem Backen erhalten. Gelbmehlweizen ist herzhaft im Geschmack und eignet sich für die Herstellung von Hefegebäck und Feingebäck. Auch Spätzle und andere Nudeln lassen sich gut aus Gelbmehlweizen herstellen.

Rotkornweizen

Er verdankt seine weinrote Farbe den sogenannten Anthocyanen, das sind wasserlösliche Pflanzenfarbstoffe, die Blüten und Früchte intensiv rot, violett oder blau färben. Im Geschmack deftig-nussig, eignet er sich für die Herstellung von Pfannkuchen, Kuchen und Brot.

Urdinkel

Systematik

Wissenschaftlicher Name: Triticum aestivum ssp. spelta
Abteilung: Bedecktsamige Pflanzen (Angiospermae)
Klasse: Einkeimblättrige (Monokotyledonen)
Ordnung: Süßgrasartige (Poales)
Familie: Süßgräser (Poaceae)
Unterfamilie: Pooideae
Gattung: Weizen (Triticum)

Beschreibung

Dinkel ist eine Kreuzung aus Einkorn und Emmer und mit dem Weichweizen verwandt. Woher sich sein Name ableitet, ist leider nicht bekannt. Als Urdinkel bezeichnet man die ursprünglichen Dinkelsorten, die nicht mit Weizen gekreuzt wurden. Die Halme der alten Sorten werden bis zu 2 m lang und sind für die moderne Landwirtschaft zu wenig standfest.

Dinkel ist relativ leicht anzubauen. Auf Pflanzenschutzmittel kann verzichtet werden, weil die Körner durch die feste Hülle, den Spelz, geschützt sind. Da Dinkel jedoch hohe Ansprüche an den Boden stellt, auf Mineraldünger nur schlecht anspricht und die Entfernung des Spelzes arbeitsaufwendig ist, ist er kein ertragreiches Getreide und war deshalb lange Zeit in Vergessenheit geraten.

Besonderheiten

Im alten Rom wurde Dinkel an die Armen verteilt.

In Deutschland wurde Dinkel zunächst in Schwaben angebaut, daher der Name »Schwabenkorn«.

Dinkel ist züchtungsresistent, er kann kaum künstlich verändert werden.

Das halb reif geerntete und sofort getrocknete Korn des Dinkels, der Grünkern, wurde aus der Not heraus entdeckt. Heftige Unwetter und drohende Hungersnot führten dazu, dass die Getreidebauern den Dinkel halb reif ernten mussten. Die grüne Farbe entsteht durch Röstung. Grünkern hat ein nussiges Aroma und wird sowohl für süße als auch für herzhafte Speisen, für Brot und Brotaufstriche verwendet.

»Wer in Dinkel fällt, kommt staubig heraus.«

Herkunft unbekannt

Geschichte

Vor mehr als 10 000 Jahren war Dinkel bereits in Südwestasien als Kulturpflanze bekannt. In der Jungsteinzeit wurde er vor allem im Alpenraum und in Südschweden angebaut. Im Mittelalter war er wichtiges Nahrungsmittel und Handelsgetreide. Dinkelanbau gab es vor allem in Baden-Württemberg, Mittelfranken, in Tirol und in der Schweiz.

Im 18. Jahrhundert war Dinkel in Deutschland als Handelsgetreide so wichtig, dass man Orte nach ihm benannte (Dinkelsbühl in Bayern, Dinkelscherben im Landkreis Augsburg) und deren Wappen mit jeweils drei Ähren verzierte. Auch der Dinkelberg in Baden-Württemberg, am südwestlichen Rand des Südschwarzwalds, verdankt seinen Namen dem Dinkel. Im Nationalsozialismus wurde der Dinkel übrigens aufgrund der geringen Ertragsleistung verboten.

Urgerste

Systematik

Wissenschaftlicher Name: Hordeum vulgare
Abteilung: Bedecktsamige Pflanzen (Angiospermae)
Klasse: Einkeimblättrige (Monokotyledonen)
Ordnung: Süßgrasartige (Poales)
Familie: Süßgräser (Poaceae)
Unterfamilie: Pooideae
Gattung: Gerste (Hordeum)

Beschreibung

Der Name der Gerste leitet sich ab von *ger*, dem germanischen Wort für Spieß, und bezieht sich auf die spitzen langen Grannen. Die Gerstenpflanze wird bis zu 1,2 m hoch und hat glatte, aufrecht wachsende Halme. Die Ähren mit den langen, borstenartigen Spitzen (Grannen) neigen sich oder hängen, wenn sie reif sind.

Man unterscheidet die zweizeilige Sommergerste und die vierzeilige Wintergerste. Die robuste Wintergerste ist ertragreicher und wird im September ausgesät. Die Aussaat der Sommergerste erfolgt im Frühjahr. Sie reift in weniger als 100 Tagen. Die Körner der Sommergerste enthalten wenig Eiweiß und viele Kohlenhydrate, daher wird sie hauptsächlich für die Bierherstellung verwendet.

Das Gerstenkorn besteht aus der Ährenspindel (zwei äußere Spelzen) mit dem Endosperm, dem Nährgewebe der Pflanzensamen. Die äußeren Spelzen werden vor dem Mahlen entfernt, nur das Endosperm bleibt übrig, und das Korn wird essbar.

Gerste ist eine anspruchslose Pflanze, die auf vielen unterschiedlichen Böden gut wächst und auch mit rauem Wetter gut zurechtkommt. Sie gedeiht sogar im Hochgebirge bis zu 4700 m Höhe und verträgt Temperaturen von bis zu minus 15 Grad. Verwendet wird sie hauptsächlich als Futter für Nutzvieh. Wegen ihrer Anpassungsfähigkeit ist sie in fast allen Ländern der Erde verbreitet.

Unterschieden wird nicht nur in Sommer- und Wintergerste, sondern auch in Nacktgerste und Spelzgerste:

Nacktgerste

Diese spezielle Gerstenzüchtung ist, wie der Name schon andeutet, nahezu spelzfrei. Sie hat einen besonders hohen Nährstoffgehalt. Man verwendet sie als Suppeneinlage, für Salate und herzhafte Aufläufe, außerdem für die Malzherstellung für Malzkaffee, Bier und Whisky. Aufgrund ihrer außergewöhnlichen Fähigkeit, Schleim zu bilden, eignet sie sich sehr gut als Nahrungsmittel bei Magen- und Darmerkrankungen. Der Schleim wirkt wie eine Schutzschicht für die Schleimhäute.

Spelzgerste

Bei der Spelzgerste ist die Spelze mit dem Korn verwachsen. Sie eignet sich sehr gut zum Bierbrauen, daher auch der Name Braugerste. Die Spelzen wirken als Filter während des Brauvorgangs. Spelzgerste wird auch als Futtermittel eingesetzt.

Besonderheiten

Im östlichen Asien ist die Gerste eine Kulturpflanze. Hier zählt sie von jeher zu den fünf heiligen Pflanzen, die der Kaiser bei festlichen Anlässen persönlich aussäte.

Im Nordwesten von China gehört Gerste seit ca. 4000 Jahren zu den wichtigsten Nahrungsmitteln.

Aus der seit vielen Jahrhunderten in Tibet angebauten Qingke-Gerste werden zahlreiche Produkte hergestellt, wie zum Beispiel Brot, Gebäck, Müsli, Nudeln und Bier.

In Nordamerika war Gerste die wichtigste Zutat bei der Herstellung von Bier.

Die geschälten und polierten Körner der Gerste nennt man Graupen. Sie eignen sich als Suppeneinlage, sättigende Zugabe für Eintöpfe, Risotto oder süßes Dessert.

Einst war das Gerstenkorn das kleinste Maß für Gewicht und Länge.

Von allen Getreidearten findet sich die Gerste geografisch am weitesten im Norden.

Geschichte

Gerste stammt ursprünglich aus dem Vorderen Orient und dem östlichen Balkan. Vermutlich ist sie an mehreren Orten unabhängig voneinander aus der Wildgerste entstanden. Vor mehr als 8000 Jahren wurde Gerste bereits in Mesopotamien und am Nil angebaut. 2800 vor Christus wird sie als Bestandteil der täglichen Nahrung erwähnt. Während der Jungsteinzeit hatte die Gerste im Norden von Deutschland eine Vorrangstellung, in den niederländischen Küstengebieten wurde sogar ausschließlich Gerste angebaut. Die Römer brachten bei ihren Kriegszügen die Gerstenkultur zunächst nach Gallien (Frankreich) und dann nach England und Deutschland.

Den ersten Menschen, die sich in den Höhenlagen des tibetischen Hochplateaus niederließen, diente die Gerste als Hauptnahrungsmittel. Sie ist Grundnahrungsmittel der tibetischen Küche geblieben: Das traditionelle Tsampa besteht aus gerösteter und gemahlener Gerste.

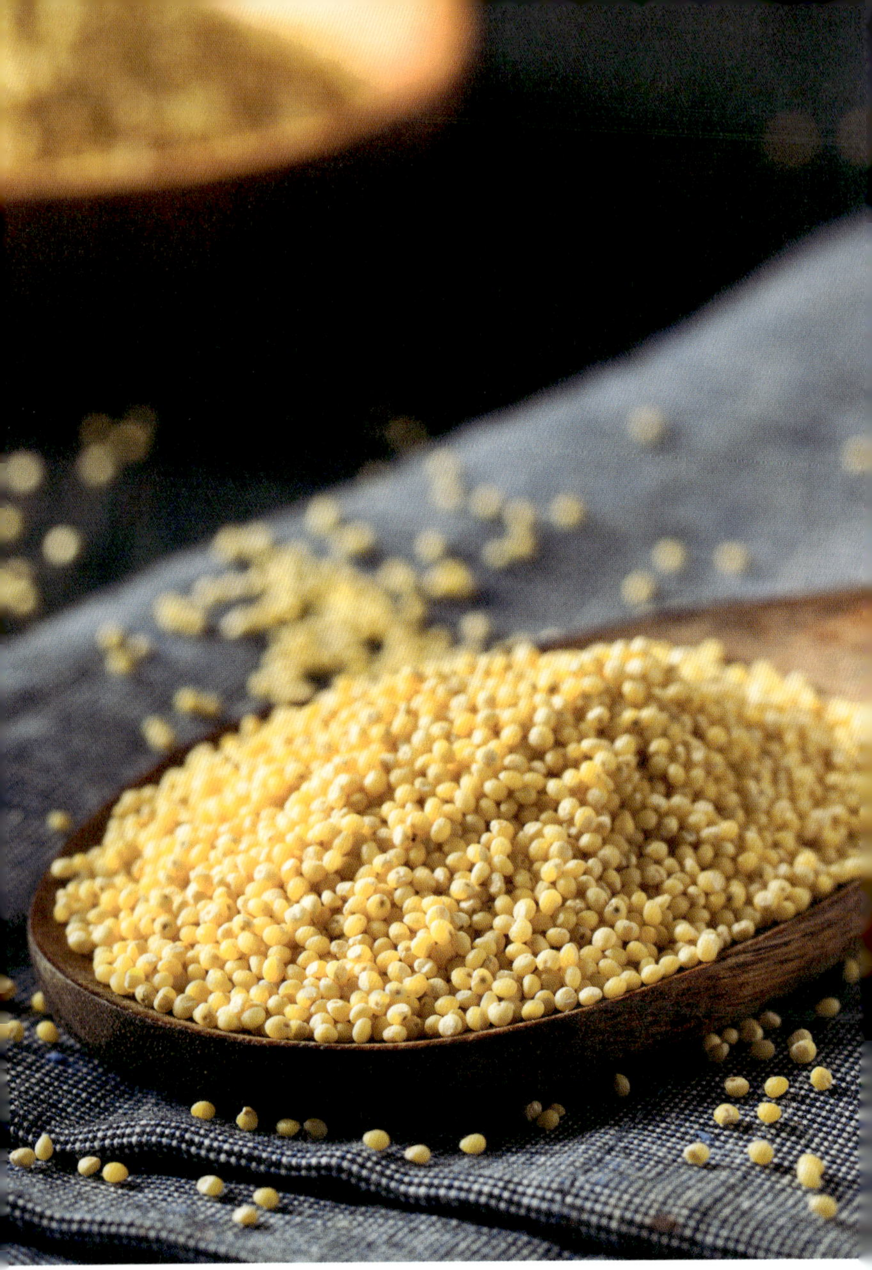

^ Die Braunhirse ist verwandt mit Zuckerrohr und Mais.

Urhirse (Braunhirse)

Systematik

Wissenschaftlicher Name: Panicum miliaceum
Abteilung: Bedecktsamige Pflanzen (Angiospermae)
Klasse: Einfurchenpollen-Zweikeimblättrige (Magnoliopsida)
Ordnung: Süßgrasartige (Poales)
Familie: Süßgräser (Poaceae)
Unterfamilie: Panicoideae
Gattung: Rispenhirsen

Beschreibung

Hirse ist eine Sammelbezeichnung für kleinkörnige Getreidearten aus der Familie der Süßgräser. Ihr Name leitet sich ab von dem altgermanischen Wort *hirsi,* was so viel wie Sättigung und Nahrhaftigkeit bedeutet. Hirse zählt zu den ältesten bekannten Nahrungsmitteln überhaupt. Ihre Heimat liegt in Asien, wo es bis heute die größten Anbaugebiete gibt. Auch in Afrika ist die Hirse bis heute Grundnahrungsmittel. In Europa und Nordamerika wird sie vor allem als Vogelfutter verwendet, in Osteuropa dient die Kolbenhirse als Viehfutter.

Die Hirse gehört zu derselben Unterfamilie der Süßgräser wie Zuckerrohr und Mais und ähnelt im Pflanzenbau stark dem Mais. Sie kann bis zu 7 m hoch werden. Ihr Haupthalm ist mit Mark gefüllt und nicht hohl wie bei den meisten Gräsern. Die Ähren sind in einer Rispe angeordnet, eine Ähre beinhaltet zwei Blüten.

Die drei wichtigsten Hirsearten sind die Rispenhirse, die bevorzugt gegessen wird, die Kolbenhirse, die in Europa und Nordamerika als Futter für Ziervögel und in Osteuropa als Viehfutter verwendet wird, und die Sorghumhirse, die als Tierfuttermittel und Industrierohstoff dient.

Besonderheiten

Attila der Hunne soll seine Gäste ausschließlich mit Hirse verköstigt haben.

Im Mittelalter war es Brauch, Brautleute mit Hirsekörnern zu bewerfen.

Hirse ist das Getreide im Märchen vom süßen Brei der Gebrüder Grimm.

Geschichte

Die ältesten Funde von Rispenhirse bei Ausgrabungen in der südlichen Mandschurei und im Einzugsgebiet des Gelben Flusses werden auf ca. 8000 vor Christus datiert. Man nimmt an, dass die Kultivierung der wilden Hirse um ca. 5000 vor Christus im heutigen Ostafrika begann. Um ca. 2000 vor Christus verbreitete sich die Hirse über Indien, China und den Vorderen Orient bis in den Mittelmeerraum. Gegen Ende der Antike war sie Grundnahrungsmittel in ganz Europa. Bis zum Beginn des 20. Jahrhunderts wurde Hirse noch in Deutschland kultiviert, ab dem 18. Jahrhundert vor allem im Süden der Mark Brandenburg, dann setzten sich Kartoffeln und Mais durch. Im Mittelalter war es üblich, in den Städten Hirsekörner als Notreserve einzulagern. Der Name »Frucht des armen Mannes« für die Rispenhirse bezieht sich vermutlich darauf, dass die nicht genutzte Notreserve nach Ablauf von 10 Jahren als Almosen an arme Stadtbewohner verteilt wurde.

Urmais

Systematik

Wissenschaftlicher Name: Zea mays
Abteilung: Bedecktsamige Pflanzen (Angiospermae)
Klasse: Einkeimblättrige (Monokotyledonen)
Ordnung: Süßgrasartige (Poales)
Familie: Süßgräser (Poaceae)
Unterfamilie: Panicoideae
Gattung: Mais (Zea)

Beschreibung

Die Maispflanze wird bis zu 2,5 m hoch. Ihre Wurzeln dehnen sich seitlich bis zu 1 m aus und erreichen ca. 2,5 m Tiefe. An ihren Stängeln, die einen Durchmesser von bis zu 6 cm haben können, wachsen die Kolben mit mehreren 100 Körnern.

Mais ist eine der bedeutendsten Kulturpflanzen der Welt. Pro Jahr werden weltweit auf ca. 180 Millionen Hektar Land ca. eine Milliarde Tonnen geerntet. In weiten Teilen der Welt, wie zum Beispiel Afrika oder Lateinamerika, ist Mais ein günstiges und nahrhaftes Grundnahrungsmittel. Hier gibt es ihn in allen Größen und Farben, von Weiß über Hellgelb, Rotbraun und Dunkellila bis Schwarz.

Außerdem wird Mais als Biotreibstoff und Tierfutter genutzt sowie zu kompostierbarem Geschirr, Getränkeflaschen, Tragetaschen, Einmalhandschuhen und Windelfolien verarbeitet. Sogar medizinisches Nahtmaterial, das sich im Körper auflöst, ist aus Mais hergestellt.

Mais als Nahrungsmittel wird in sieben verschiedene Gruppen unterteilt.

Hartmais (Flint)

Er hat hornige Körner und weiches Nährgewebe. Hartmais wird als Körnermais, Grünfutter und Silage verwendet. Wegen seiner hohen Kältetoleranz eignet er sich zum Anbau in kälteren Regionen.

Zahnmais (Dent)

Zahnmais hat runde, harte Körner und einen weichen Mehlkörper, umgeben von einer hornigen Schicht. Mit einem Anteil von 70 % an der weltweiten Gesamtproduktion ist er heute die am weitesten verbreitete und ertragreichste Sorte. Er wird eingesetzt als Tierfutter, Grünfutter, Silage und als Ausgangsprodukt für Stärke, Sirup, Keimöl und Alkohol.

Puffmais

Puffmais hat stark horniges Nährgewebe und eignet sich daher sehr gut für die Herstellung von Popcorn.

Spelzmais

Diese primitive Kulturform ist im Anbau ohne Bedeutung. Die Körner des Spelzmais sind von Spelzen umhüllt.

Stärkemais

Zu den ältesten Maistypen gehört Stärkemais. Sein Inneres ist von mehliger Konsistenz, die Körner lassen sich leicht zu Mehl verarbeiten. Er wird für Tortilla und für Maisbrei verwendet.

Wachsmais

Seine kleinen, wachsartigen Körner sind sehr stärkehaltig. Wachsmais unterscheidet sich von den anderen Maistypen durch eine besondere Zusammensetzung der Stärke und eignet sich gut als Verdickungsmittel. Auch in Fertiggerichten, Suppen, Salatsoßen und Babynahrung wird er verarbeitet.

Überlieferungen legen die Vermutung nahe, dass Wachsmais ursprünglich aus China stammt. 1915 wurde er erstmals in Burma beschrieben, 1920 erstmals auf den Philippinen. Als im Zweiten Weltkrieg die Versorgung mit Tapioka, der bis dato wichtigsten Speisestärke, immer schwieriger wurde, gewann die Wachsmaisstärke stark an Bedeutung.

Zuckermais

Es ist der Mais, den wir im Supermarkt kaufen und vom Kolben knabbern. Ähnlich wie Zuckererbsen schrumpfen die Körner während der Abreife. Weil dem Zuckermais ein Gen fehlt, wandelt sich der Zucker während des Reifeprozesses nicht in Stärke um.

Besonderheiten

Mais wird erst spät im April gesät und lässt als Reihenkultur den Boden lange unbedeckt, was in Hanglagen und bei starken Regenfällen zu Abschwemmungen führen kann.

Mais gehört zu den sogenannten C_4-Pflanzen, die besser als andere Pflanzen CO_2 binden können, da sie einen besonderen Mechanismus entwickelt haben, um selbst kleinste Mengen CO_2 nutzen zu können. Sie sind angepasst an trockene Standorte in warmen Regionen mit hoher Lichteinstrahlung.

Geschichte

Der Mais kommt ursprünglich aus der Gegend um den Fluss Río Balsas in Zentralmexiko. Die wild wachsende Maisart namens

Teosinte hat dreieckige, sehr harte Körner und entwickelt sich in mehreren Sprossen, wächst aber relativ niedrig. Aus der Teosinte wurde der Kulturmais mit seinen Tausenden von Sorten gezüchtet.

Schon vor ca. 7000 Jahren war Mais Lebensgrundlage für die Indios. In der Geschichte der Maya hat der Mais ebenfalls eine große Bedeutung. Sie nennen sich selbst *hombres de maíz,* »Menschen aus Mais«, weil in ihrem Glauben der Mensch von den Göttern aus Mais geformt wurde. Durch Christoph Kolumbus gelangte die Maispflanze nach Europa, wo sie als wärmebedürftige und sehr frostempfindliche Kulturpflanze erst an die klimatischen Bedingungen angepasst werden musste. Heute wächst Mais sogar im Mittelgebirge und in Niederungslagen.

Um den enormen Bedarf decken zu können, wurde die Maispflanze immer weiter gentechnisch verändert, sodass sie heute als die am stärksten überzüchtete Getreidepflanze gilt. Als eine Folge davon kann sich der heutige Mais nicht mehr selbst bestäuben.

Urroggen

Systematik

Wissenschaftlicher Name: Secale cereale
Abteilung: Bedecktsamige Pflanzen (Angiospermae)
Klasse: Einkeimblättrige (Monokotyledonen)
Ordnung: Süßgrasartige (Poales)
Familie: Süßgräser (Poaceae)
Unterfamilie: Pooideae
Gattung: Roggen (Secale)

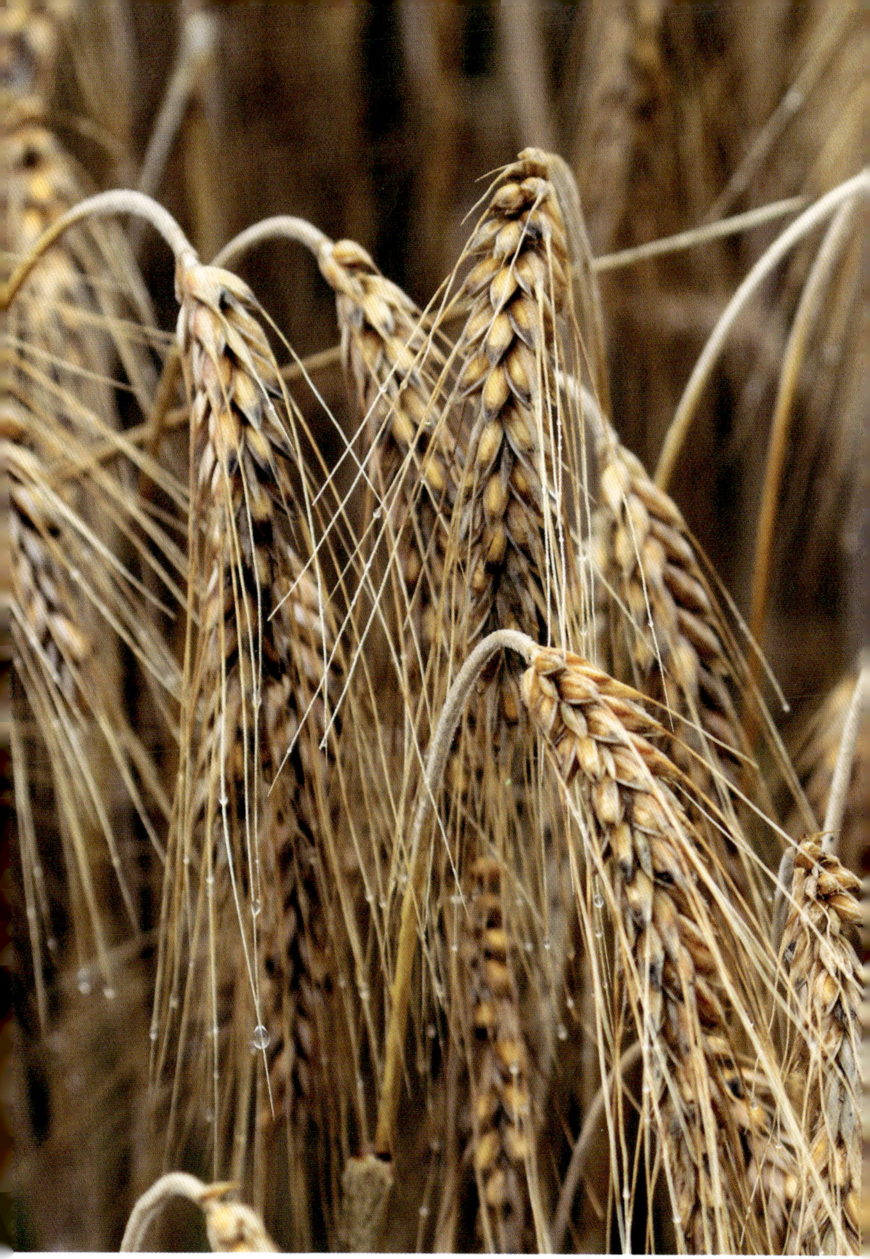

^ Eine der genügsamsten Getreidearten: Der Roggen.

Beschreibung

Die Roggenpflanze wurzelt bis zu 1 m tief und wird bis zu 2 m hoch. Ihre Ähren sind vierkantig, 5–20 cm lang, haben borstenartige Spitzen (Grannen) und hängen während der Blütezeit über. Aus den zwei Blüten pro Ähre entwickeln sich die Roggenkörner. Sie sind nicht fest mit den Spelzen verwachsen und fallen schon bei leichter Berührung heraus.

Alle Roggenarten können sich sehr gut an raues Klima anpassen, benötigen zum Auskeimen jedoch genügend Wärme. Winterroggen verträgt Temperaturen bis zu minus 25 Grad. Eine besondere und beliebte Sorte ist der Lichtkornroggen.

Lichtkornroggen

Lichtkornroggen ist durch traditionelle Kreuzung dreier biologisch-dynamischer Roggensorten entstanden. Im Gegensatz zur graugrünen Färbung des Roggenkorns sind die Körner des Lichtkornroggens besonders hell. Auch das Mehl ist sehr hell und weich. Im Geschmack ist es fein-mild, deutlich weniger kräftig als herkömmliches Roggenmehl, es lässt sich aber wie herkömmliches Roggenmehl verwenden. Brot und Brötchen aus Lichtkornroggenmehl sind auffallend locker.

Besonderheiten

Durch Auslesezüchtung hat der Roggen heute Halme, die sehr viel kräftiger und niedriger sind als noch vor ein paar Jahrzehnten.

Roggenpollen sind starke Allergieauslöser.

Roggen wird für die Herstellung von Wodka genutzt. Er verleiht dem Wodka eine angenehm milde Note. Auch in Werk- und Dämmstoffen ist Roggen enthalten.

Roggengluten unterscheidet sich von Weizengluten: Es durchläuft einen anderen Gärprozess. Teige aus Roggen sind dicht und geschmeidig, Backwaren aus Roggen fest und herzhaft.

Die deutsche Bezeichnung »Abendbrot« bezieht sich auf Roggenbrot, welches fester Bestandteil des Abendessens war.

Geschichte

Die ältesten Funde von Roggenkörnern und Ährenspindeln in Nordsyrien stammen aus der Zeit um ca. 6600 vor Christus. Aus dem Kaukasusgebiet gelangte er als Beikraut mit dem Weizen nach Europa. Lange wurde er als Unkraut betrachtet, bevor man ihn zu Beginn des Mittelalters für die Herstellung von Brot entdeckte. In Deutschland war er mehr als 1000 Jahre lang das wichtigste Brotgetreide.

Die Heimat des Kulturroggens ist vermutlich der Vordere Orient. In Europa stammen die ältesten Funde von Roggenkörnern aus Steinzeitsiedlungen im südlichen Polen. Es wird vermutet, dass der Roggen zu Beginn der Eisenzeit um ca. 700 vor Christus in Mitteleuropa heimisch wurde. Archäologische Funde von Roggenkörnern in Deutschland stammen ca. aus dem 5. Jahrhundert vor Christus.

In Osteuropa und Skandinavien wurde Roggen fester Bestandteil der täglichen Nahrung. Die flachen runden Roggenbrote in Finnland haben ein Loch in der Mitte, was noch darauf hinweist, dass Brot zum Lagern an den Deckenbalken befestigt wurde. Heute wird ein großer Teil des weltweit produzierten Roggens als Futtermittel für Nutzvieh verwendet, daher der Name Futterroggen.

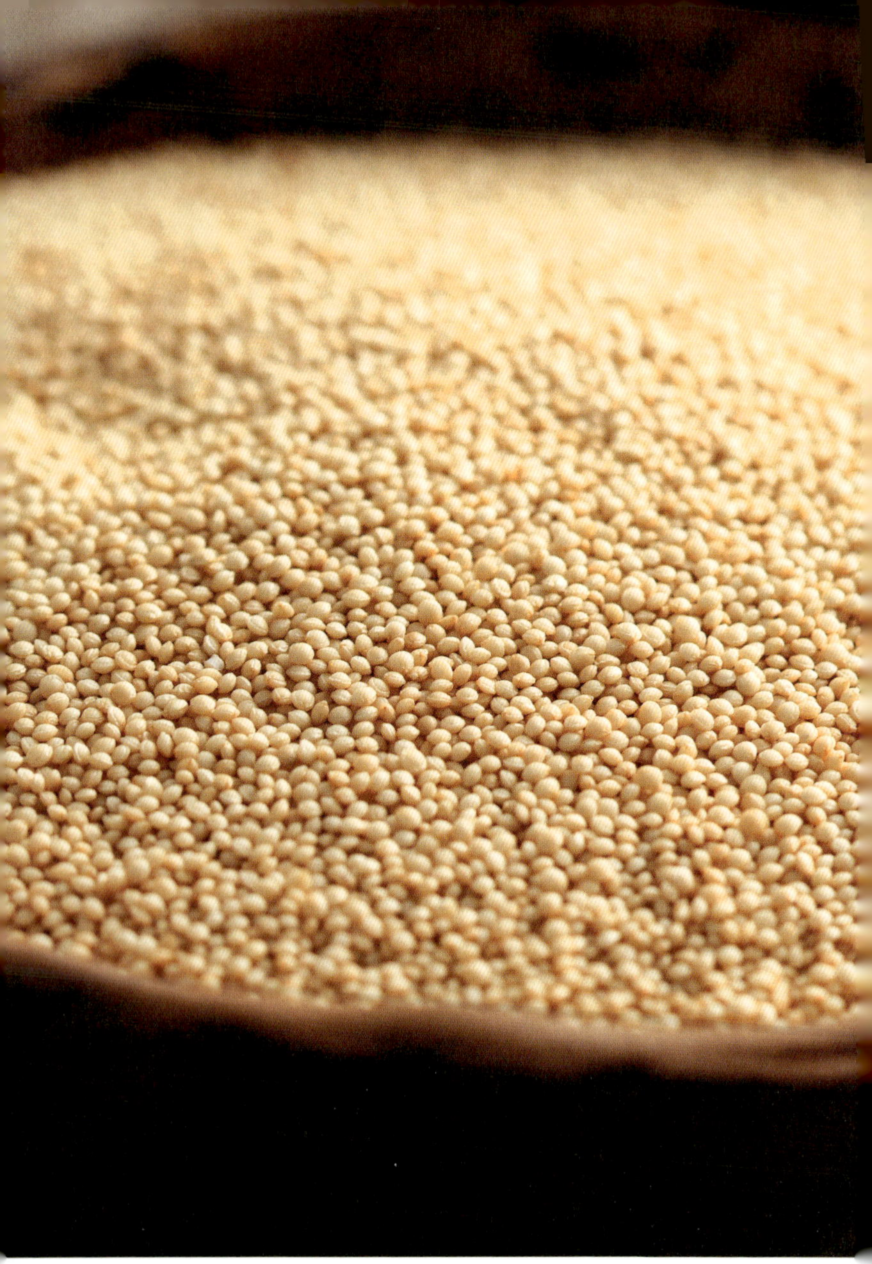

^ Amaranth: Kleines Korn mit großer Wirkung.

Steckbriefe der Pseudogetreide

Amaranth

Systematik

Wissenschaftlicher Name: Amaranthus
Abteilung: Bedecktsamige Pflanzen (Angiospermae)
Klasse: Zweikeimblättrige (Dicotyledoneae)
Ordnung: Nelkenartige (Caryophyllales)
Familie: Fuchsschwanzgewächse (Amaranthaceae)
Unterfamilie: Amaranthoideae
Gattung: Amaranthus

Beschreibung

Amaranth gehört zu den Süßgräsern. Je nach Angebot an Wasser und Nährstoffen kann die robuste, buschige Pflanze bis zu 3 m hoch werden. Die Blütenstände werden bis zu 90 cm lang und sind auffällig gefärbt: grün, gelb, orange oder tiefrot. In den Blüten sitzen Tausende winziger Samen.

Im Anbau ist Amaranth anspruchslos. Er verträgt anhaltende Trockenheit und extrem heiße Temperaturen.

Besonderheiten

Der Amaranthkeimling ist im Verhältnis zum Mehlkörper ungewöhnlich groß, das heißt, die wertvollen Inhaltsstoffe sind auf engem Raum konzentriert.

Für Sportler ist Amaranth interessant, weil die Energie, die die Körner liefern, schnell zur Verfügung steht und ihre Wirkung lange anhält.

Wegen seiner Fähigkeit, den Boden gut zu durchwurzeln und zu regenerieren, eignet sich Amaranth sehr gut für den ökologischen Anbau.

Bis in die 1980er-Jahre hinein war Amaranth in Deutschland vor allem als Zierpflanze (Gartenfuchsschwanz) und Ackerunkraut bekannt.

Geschichte

Der Name Amaranth entstammt dem Griechischen. In der griechischen Mythologie ist Amarantos eine immerwährende Blume von außerordentlicher Schönheit und Farbenpracht, die von den Göttern versteckt wurde. Wer sie findet, wird mit dem ewigen Leben belohnt.

Amaranth ist eine der ältesten Nutzpflanzen der Menschheit. Funde aus Grabkammern in der Nähe von Veracruz, Mexiko, sind vermutlich bis zu 9000 Jahre alt. Für die Vorfahren der Inka und der Azteken war Amaranth Hauptnahrungsmittel neben Bohnen und Mais. Es wird auch »das Gold der Azteken« genannt.

Es hieß, Amaranth habe übernatürliche Kräfte, eine lebensverlängernde Wirkung, stärke Kranke und Schwangere und fördere das Wachstum von Kindern und Jugendlichen. Zu Beginn des 16. Jahrhunderts stellten die spanischen Eroberer den Anbau von Amaranth in der Kultur der Azteken unter Strafe, was dazu führte, dass Amaranth jahrhundertelang nur noch heimlich im Hochgebirge angebaut wurde.

Buchweizen

Systematik

Wissenschaftlicher Name: Fagopyrum esculentum
Abteilung: Bedecktsamige Pflanzen (Angiospermae)
Klasse: Dreifurchenpollen-Zweikeimblättrige (Eudikotyledonen)
Ordnung: Nelkenartige (Caryophyllales)
Familie: Knöterichgewächse (Polygonaceae)
Unterfamilie: Polygonoideae
Gattung: Buchweizen (Fagopyrum)

Beschreibung

Trotz des Namens und der Ähnlichkeit der geschälten Samen mit Weizenkörnern ist der Buchweizen nicht mit dem Weizen verwandt. Er verdankt seinen Namen den kleinen, dreikantigen Samenkörnern, die an Bucheckern erinnern.

Als auf dem Boden liegende Blütenpflanze gehört der Buchweizen zu den Knöterichgewächsen. Zu seinen engen Verwandten zählen der Rhabarber und der Sauerampfer.

Die kahle Pflanze mit dem aufrechten Stängel wird ca. 60 cm groß. Ihre Blätter sind herzförmig, beinahe dreieckig, die Blüten weiß oder blassrosa. Buchweizen reift schnell, gedeiht auch auf mageren oder sauren Böden, ist resistent gegen Schädlinge und kann als Bodendecker den Wuchs von Unkraut unterdrücken.

Besonderheiten

Die Blüten des Buchweizens locken Bienen an. Der Honig schmeckt kräftig und würzig.

Der Buchweizen ist eine wertvolle Äsungspflanze für heimische Wildtiere.

Er gilt als hervorragendes Mittel zum schnellen und guten Mästen von Geflügel.

Ausgedroschenes Buchweizenstroh gibt ein gutes Viehfutter ab.

»Der Buchweizen ist nicht eher sicher, als bis er im Magen ist, sagte der Bauer, als ihm der Pfannkuchen in die Asche fiel.«

Aus dem Plattdeutschen

Achtung: Das in den Randschichten des Buchweizens enthaltene Fagopyrin kann bei Kindern und empfindlichen Erwachsenen die Haut anfälliger gegenüber Sonneneinstrahlung machen und so zu Verbrennungen führen.

Geschichte

Ursprünglich kommt der Buchweizen aus der südrussischen Steppe. Nachweise von Buchweizen auf dem Balkan lassen sich auf ca. 4000 vor Christus zurückdatieren. Seit über 4000 Jahren wird er in China kultiviert, seit über 3000 Jahren in Japan. Im Zuge der Völkerwanderung kam der Buchweizen über Sibirien und die Mandschurei nach Europa. In Österreich wurde er zum ersten Mal im Jahr 1442 erwähnt: nämlich im Jauntal, wo er bis heute kultiviert wird und zu den traditionellen Lebensmitteln gehört.

Buchweizenmehl wird in Russland, der Bretagne, in Korea und in den USA traditionell für Pfannkuchen verwendet.

Chiasamen

Systematik

Wissenschaftlicher Name: Salvia hispanica
Abteilung: Bedecktsamige Pflanzen (Angiospermae)
Klasse: Dreifurchenpollen-Zweikeimblättrige (Eudikotyledonen)
Ordnung: Lippenblütlerartige (Lamiales)
Familie: Lippenblütler (Lamiaceae)
Unterfamilie: Nepetoideae
Gattung: Salbei (Salvia)

Beschreibung

Chia bezeichnet zwei Pflanzenarten aus der Salbei-Familie: Die kalifornische Chia (Salvia columbariae), Nahrungsmittel der nordamerikanischen Ureinwohner, und die mexikanische Chia (Salvia hispanica), die auch nach Europa importiert wird. Was den Namensursprung angeht, gibt es verschiedene Hypothesen. Vermutlich leitet sich das spanische Wort *chía* von dem Wort *chiyan* ab. In Nahuatl, der Sprache der Azteken, bedeutet es »Same der Chiapflanze« oder auch »ölig«.

Die krautige Chiapflanze stammt ursprünglich aus Südmexiko und Guatemala. Sie wächst am besten in den Tropen oder Subtropen, ist aber recht anspruchslos und kann daher mit wenig Aufwand auch in unseren Breiten angebaut werden. Die Pflanze wird bis zu 2 m hoch und hat unzählige kleine violette Blüten, die an Lavendel erinnern. Wenn die Blütezeit vorbei ist, bilden sich in den Blüten Samenkapseln, die den Chiasamen enthalten.

Die sehr kleinen und flachen Samen sind leicht gesprenkelt. Die Farben reichen von Weiß über Grau und Braun bis zu

Schwarz. Sie lassen sich ähnlich wie Leinsamen verwenden und haben zum Teil dem Leinsamen ähnliche Eigenschaften. Chia und Leinsamen gehören zu den sogenannten Ölsaaten, das sind Samen, die hauptsächlich zur Herstellung wertvoller Speiseöle verwendet werden.

Besonderheiten

Die hervorragenden Langstreckenläufer aus dem Volk der Tarahumara im Norden Mexikos sollen ihre außergewöhnliche Ausdauer dem Getränk Iskiate verdanken, das auch als Chia Fresca bekannt ist. Das Rezept finden Sie auf Seite 126.

Chiasamen enthalten die höchste in einer Pflanze bekannte Konzentration von Omega-3-Fettsäuren (20 %), Ballaststoffen (37 %) und Eiweiß (20 %).

In der veganen Küche wird Chia als Eiersatz verwendet, in Form einer Mischung aus 1 Esslöffel Chiasamen und 3 Esslöffeln Wasser, die nach ca. 10 Minuten Quellzeit ein Gel ergibt.

Chia wird in Zentralamerika hoch geschätzt und ist traditionell ein wesentlicher Bestandteil von Essen und Getränken.

Geschichte

Bereits zur Zeit der Maya war Chia sowohl Grundnahrungs- als auch Heilmittel. In präkolumbianischer Zeit wurden geröstete Chiasamen zu einem Mehl mit Namen *Chianpinolli* vermahlen und zusammen mit Maismehl für die Herstellung von Tortilla und Tamale (ein traditionelles Gericht aus Maisteig, Fleisch und Käse in Pflanzenblättern) verwendet. Wunden sollten durch Auflegen von Chiasamen schneller heilen. In Opfergaben für die Götter waren Chiasamen enthalten.

Quinoa

Systematik

Wissenschaftlicher Name: Chenopodium quinoa
Abteilung: Bedecktsamige Pflanzen (Angiospermae)
Klasse: Dreifurchenpollen-Zweikeimblättrige (Dikotyledonen)
Ordnung: Nelkenartige (Caryophyllales)
Familie: Fuchsschwanzgewächse (Amaranthaceae)
Unterfamilie: Chenopodioideae
Gattung: Gänsefüße (Chenopodium)

Beschreibung

Quinoa ist die spanische Schreibweise des Wortes *kinwa*. Damit bezeichneten die Inka in ihrer Sprache Quechua die Quinoapflanze. Sie wird bis zu 3 m hoch. Die Pfahlwurzeln sind reich verzweigt und gehen bis zu 1,5 m in die Tiefe. Die Farbpalette des verzweigten Stängels mit bis zu 5 cm Durchmesser reicht von Grün über Gelb bis zu Violett und Dunkelrot. Die Blätter sehen aus wie Spinatblätter und eignen sich als Salat. Die Blütenstände werden bis zu 70 cm lang und haben einen Durchmesser von bis zu 30 cm, die Blüten erscheinen in Knäueln.

Von den über 100 Quinoaarten mit ca. 1800 unterschiedlichen Sorten sind die weiße, die rote und die schwarze Quinoa bei uns am bekanntesten. Die Farbpalette von weißer Quinoa reicht von Perlweiß bis Gelb. Rote Quinoa gibt es in den Nuancen Orange bis Braunrot.

Besonderheiten

Quinoa ist auch als Inkareis, Perureis oder Reismelde bekannt.

Quinoa gehört zum Speiseplan der Astronauten.

Laut einer Studie der Tufts University Health & Nutrition, Massachusetts, versorgt eine halbe Tasse Quinoa ein Kind mit der täglich benötigten Proteinmenge.

Schwarze Quinoa wirkt stimmungsaufhellend.

Geschichte

Quinoa stammt ursprünglich aus Südamerika, wo sie seit mehr als 6000 Jahren angebaut wird. Die ersten Anbaugebiete lagen in den Hochanden auf mehr als 4000 m Höhe, wo andere Pflanzen wegen des Klimas und der Bodenbeschaffenheit gar nicht wachsen können. Quinoa ist anspruchslos und ausgesprochen widerstandsfähig. Die Inka nannten Quinoa »Muttergetreide« und glaubten, die ersten Samen habe ihnen der mythische Vogel Kullku gebracht. Quinoa soll Kraft und Ausdauer schenken und den Geist für die Meditation öffnen.

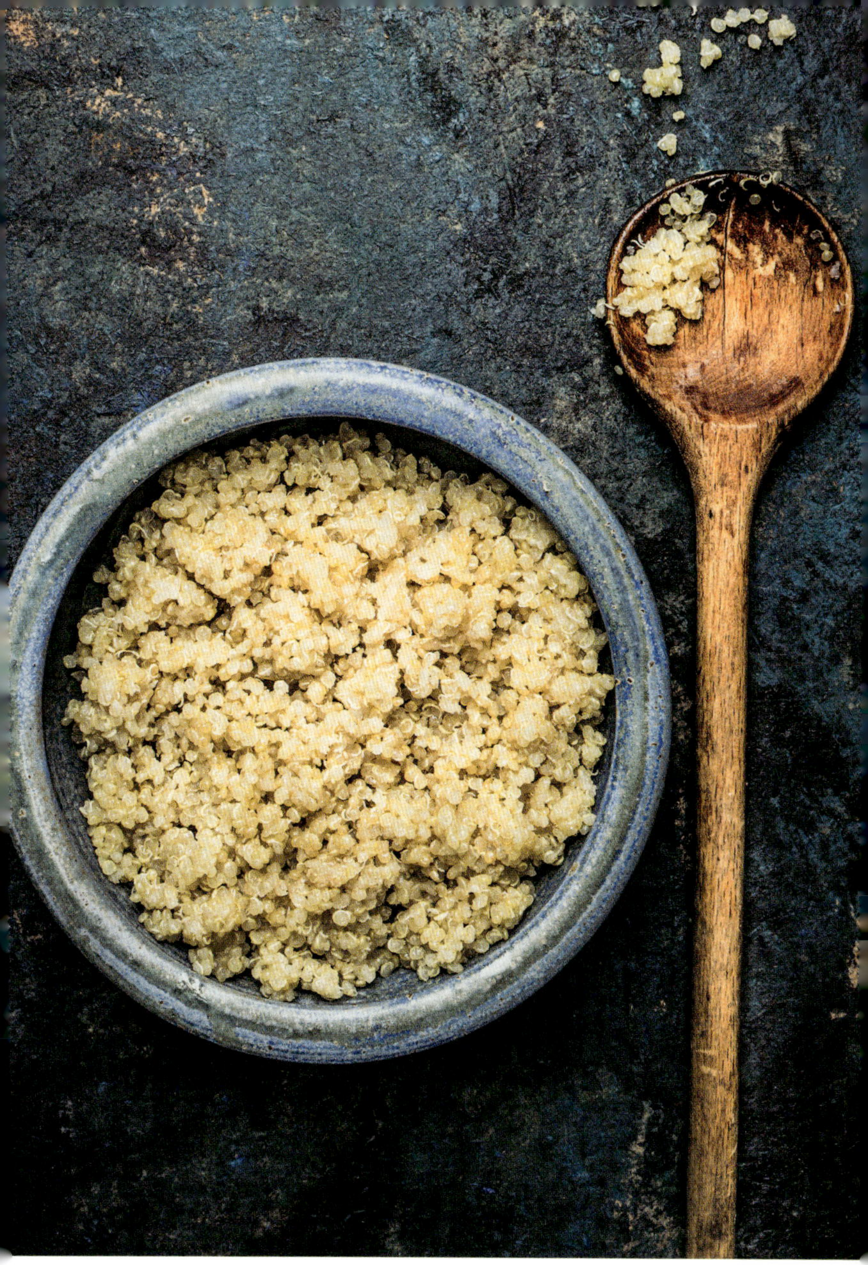

^ Quinoa enthält wenig Kohlenhydrate und viel Eiweiß.

Die vielseitige Kraft des Korns

Inhaltsstoffe von Urgetreide und ihre Wirkung

Aminosäuren

Arginin

Arginin wirkt anregend, weitet die Gefäße, verbessert die Zufuhr von Nährstoffen in die Muskelzellen und steigert damit die Leistung der Muskeln. Außerdem stärkt Arginin das Immunsystem.

Asparaginsäure

Asparaginsäure ist von Bedeutung für die Stimulierung der Rezeptoren im Zentralnervensystem. Zusammen mit Glutaminsäure gehört Asparaginsäure zu den Botenstoffen des Gehirns. Außerdem ist Asparaginsäure am Harnstoffzyklus beteiligt und sorgt in diesem Zusammenhang für die Entgiftung des Körpers. Asparaginsäure ist eine der Ausgangssubstanzen der Stoffe, aus denen Nucleotide (Bausteine der DNA) synthetisiert werden.

Glutaminsäure

Als wichtigster erregender Neurotransmitter sorgt sie für eine hohe Konzentrations- und Lernfähigkeit. Auch Durchhaltevermögen und Belastbarkeit werden positiv beeinflusst. Darüber hinaus hat Glutaminsäure eine positive Wirkung auf das Immunsystem. Unter dem Namen E 620 wird sie in Lebensmitteln als Geschmacksverstärker eingesetzt.

Leucin

Leucin regt das Muskelwachstum an, ist direkt am Muskelaufbau beteiligt, aktiviert weitere Proteine, die die Neubildung von Proteinen in den Muskelzellen unterstützen, wirkt dem Muskelabbau entgegen und fördert die Fettverbrennung.

Mineralstoffe

Calcium

Zusammen mit Phosphat benötigt der Körper Calcium zum Aufbau der Knochen. Es ist Hauptbestandteil von Knochen, Knochenhüllen und Zähnen. Calcium ist außerdem beteiligt an der Erregung von Muskeln und Nerven, am Stärkestoffwechsel, an der Zellteilung sowie an der Aktivierung einiger Hormone und Enzyme. Es dient als Bindemittel für den Eiweißaufbau in den Zellen, gibt den elastischen Fasern die Fähigkeit, sich zu dehnen und wieder zusammenzuziehen, und es wirkt blutbildend.

Chlorid

Chlorid ist von essenzieller Bedeutung für die Regulierung des Säure-Basen-Gleichgewichts, für Herzrhythmus, Nervenleitung, Wasserhaushalt und die Stabilität von Gewebe und Muskeln.

Kalium

Als Elektrolyt ist Kalium wesentlich beteiligt an der Aufrechterhaltung des osmotischen Drucks in den Körperzellen und dadurch an der Regulierung des Wasserhaushalts. Es wird benötigt für die Ausschüttung von Hormonen, die Freisetzung der Magensäure, die Herstellung von körpereigenem Eiweiß und die Sicherung der normalen Reizbarkeit von Muskeln und Nerven. Außerdem steigert es die Aktivität einiger Enzyme und fördert die Gewebeatmung sowie den Abbau von Stärke (Glykolyse) und Fett (Lipolyse).

Magnesium

Magnesium hat zahlreiche wichtige Funktionen im menschlichen Organismus. Es ist essenziell für alle Zellen, Gewebe und Organe und wird unter anderem für die Erregungsleitung des Nervensystems benötigt und dadurch für die Arbeit der Muskeln, für den Energiestoffwechsel, für die Herstellung von Eiweißen, von Nukleinsäuren und damit für die Erbsubstanz. Außerdem fungiert es als Coenzym für über 300 Enzyme. Es regelt Atmung, Blutdruck, Herztätigkeit und Verdauung und reguliert den Fettstoffwechsel des Organismus.

Natrium

Zusammen mit Kalium ist Natrium am Flüssigkeitshaushalt des Körpers, an der Nervenleitung und an Muskelkontraktionen beteiligt. Es ist entscheidend für die Aufrechterhaltung des normalen Säure-Basen-Gleichgewichts der Körperflüssigkeiten. Natrium ist beteiligt an der Neubildung der roten Blutkörperchen und wird (zusammen mit Calcium phosphoricum) für die Bildung neuer Zellen benötigt, außerdem für die Stabilisierung von Knochen und Zellwänden. Es ist wichtig für das Ausscheiden von Fremdstoffen und metallischen Giften.

Phosphor

Phosphor findet sich im menschlichen Körper nur in Form von Phosphat. Phosphat dient als Baustoff für Knochen und Zähne. Phosphate sind auch beteiligt am Energiestoffwechsel, am Säure-Basen-Gleichgewicht des Bluts sowie an der Wirkung von Hormonen. Phosphor ist lebensnotwendig für alle Lebewesen und spielt eine wichtige Rolle beim Aufbau und bei der Funktion des Organismus und der DNA.

Spurenelemente

Eisen

Die wichtigste Funktion von Eisen ist das Binden von Sauerstoff an das Hämoglobin der roten Blutkörperchen. So wird der Sauerstoff aus den Lungenbläschen mithilfe des Blutstroms zu den Körperzellen transportiert. Außerdem ist Eisen wichtig für das Immunsystem und für die Arbeit der Muskeln.

Fluorid

Fluorid ist ein für den menschlichen Körper essenzielles Spurenelement. Bei einem Menschen mit 70 kg Körpergewicht sind im Körper ca. 5 g Fluor vorhanden, der weitaus größte Teil davon in Knochen und Zähnen, der Rest ungleichmäßig über den Körper verteilt.

Jodid

Jod ist wesentlicher Bestandteil der Schilddrüsenhormone und als solcher für Wachstum, Entwicklung und zahlreiche Stoffwechselvorgänge lebensnotwendig.

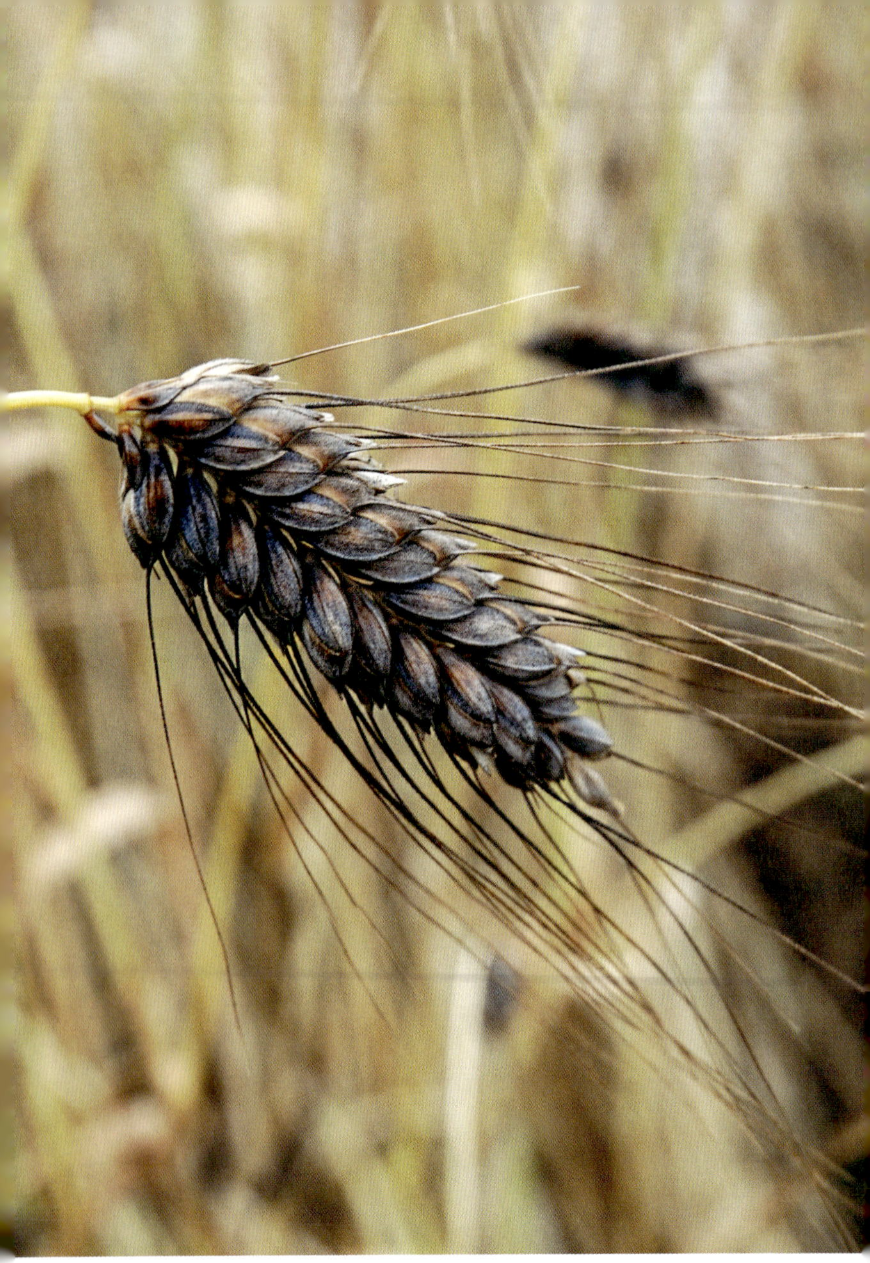

^ Auffallend an Emmer ist die dunkle Farbe der Körner.

Kupfer

Kupfer ist an der Freisetzung von Hormonen im Körper beteiligt, hilft beim Wachstum und bei der Knochenbildung. Es ist wichtig für die Zähne, für das Herz und für ein gut funktionierendes Immunsystem. Seine desinfizierende Wirkung ist schon seit Jahrtausenden bekannt.

Mangan

Mangan ist im Körper unter anderem daran beteiligt, Bindegewebe aufzubauen, Harnstoff zu bilden sowie körpereigene Eiweiße und Fettsäuren zu produzieren. Es hält den Blutzuckerspiegel stabil und spielt eine Rolle bei der Herstellung des Pigments Melanin sowie des Botenstoffs Dopamin.

Sulfur (Sulfat)

Sulfur ist ein wichtiger Bestandteil von mehreren Eiweißbausteinen (Aminosäuren) im menschlichen Organismus. Sulfur braucht der Körper, um Zellen und Gewebe aufzubauen und zu reparieren, das Immunsystem zu stärken und Enzyme und Hormone herzustellen.

Zink

Zink ist an zahlreichen Stoffwechselvorgängen im Körper beteiligt, wie zum Beispiel bei der Herstellung und dem Abbau von Eiweißen, Fetten und Kohlenhydraten, und hat dadurch Einfluss auf Augen, Geschmacksempfinden, Haut, Immunsystem, den Säure-Basen-Haushalt des Blutes und auf die Wirkung verschiedener Hormone.

Vitamine

Vitamin B1 (Thiamin)

Vitamin B_1 ist unentbehrlich für den Körper, besonders für die Funktion des Nervensystems. Ohne Vitamin-B_1-Zufuhr von außen sind die Reserven des Körpers bereits nach zwei Wochen erschöpft. Ein Mangel entsteht zum Beispiel durch Alkoholmissbrauch, Diäten, Hochleistungssport und in der Schwangerschaft. Er wirkt sich auf sämtliche Gehirn- und Nervenfunktionen aus sowie auf das Herz und die Verdauung. Vitamin B_1 spielt außerdem eine wichtige Rolle im Kohlenhydrat- und Fettstoffwechsel. Es trägt dazu bei, dass der Körper Energie aus der aufgenommenen Nahrung gewinnen kann.

Vitamin B2 (Riboflavin)

Vitamin B_2 kommt in der Natur als gelblicher Farbstoff vor. Im Organismus hilft es unter anderem bei der Umwandlung von Eiweißen, Fetten und Kohlenhydraten in Energie und schützt das Nervensystem. Es wird benötigt für die Schleimhäute in Mund, Nase, Rachen und im Magen-Darm-Trakt, ist notwendig für das Sehen in der Dunkelheit und wirkt vorbeugend gegen Grauen Star. Ein Mangel an Vitamin B_2 führt bei Kindern und Jugendlichen zu Wachstumsschwäche und Wachstumsverzögerungen, zu Nagelveränderungen und zum Schwund der Rachenschleimhaut.

Vitamin B3 (Niacin)

Vitamin B_3 wird benötigt für den Eiweiß-, Fett- und Kohlenhydratstoffwechsel, die Energiegewinnung, die Regeneration von Haut, Muskeln, Nerven und der DNA, für die Durchblutung und die Feuchtigkeit der Haut sowie für die Pigment- und Kollagenbildung. Vitamin B_3 kann helfen, einen zu hohen Cholesterinspiegel zu senken.

Vitamin B5 (Pantothensäure)

Sie spielt eine wichtige Rolle im Stoffwechsel und ist beteiligt am Auf- und Abbau von Aminosäuren, Fetten und Kohlenhydraten.

Vitamin B6 (Pyridoxin)

Aus Vitamin B_6 werden die Coenzyme PLP und PMP gebildet, die in ca. 100 Stoffwechselvorgängen im Körper eine wichtige Rolle spielen. Vitamin B_6 ist wichtig für die Umwandlung und Verwendung von Eiweißstoffen, für die Regulierung des Energie- und Fettstoffwechsels sowie den Aufbau und den Schutz von Nervenverbindungen. Es fördert die Aktivität der Hormone und ist beteiligt an der Bildung des roten Blutfarbstoffs.

Vitamin B7 (Biotin)

Vitamin B_7 ist auch bekannt als Vitamin H. Es sorgt für gesunde Nerven, kräftige Haare und Nägel, wird benötigt für das Wachstum von Blutzellen und beeinflusst deren Lebensdauer.

Vitamin B9 (Folsäure)

Vitamin B_9 ist essenziell für die Bildung der roten Blutkörperchen, für Wachstumsprozesse und die Zellteilung. In der Schwangerschaft hilft es, Fehlbildungen beim Baby vorzubeugen.

Vitamin C (Ascorbinsäure)

Vitamin C wird benötigt für ein gut funktionierendes Immunsystem. Es hilft, Stress zu bewältigen, stärkt die Konzentrationsfähigkeit und fördert die Wundheilung. Arthritis und Arthrose können mit Vitamin C positiv beeinflusst werden. Außerdem ist Vitamin C entscheidend beteiligt an Aufbau und Erhalt von Haut, Knochen und Zähnen und an der Blutbildung (durch Verbesserung der Aufnahme von Eisen im Darm).

Vitamin E (Tocopherol)

Als Vitamin E bezeichnet man eine Gruppe fettlöslicher Substanzen, die sowohl antioxidativ als auch nicht antioxidativ wirken. Vitamin E wird unter anderem zur Abwehr von freien Radikalen benötigt.

Vitamin K (Phyllochinon)

Vitamin K ist wichtig für die Blutgerinnung, aktiviert die Knochenbildung und gilt als krebsvorbeugend. Es sorgt für »saubere Gefäße«, indem es verhindert, dass sich das Calcium im Blut als Plaque in den Arterien ablagert.

Inhaltsstoffe von Pseudogetreide und ihre Wirkung

Inhaltsstoffe (Angaben pro 100 g)	**Amaranth**	**Buchweizen**	**Chiasamen**	**Quinoa**
Energie	403 kcal	350 kcal	475 kcal	369 kcal
Eiweiß	14,45 g	9,77 g	22 g	12,19 g
Fett	6,51 g	1,73 g	33 g	5,94 g
Kohlenhydrate	66,17 g	70,98 g	2,3 g	62,44 g
Ballaststoffe	9,30 g	3,70 g	40 g	6,86 g

Vitamine				
Vitamin B_1	0,08 mg	0,24 mg	0,59 mg	0,46 mg
Vitamin B_2	0,21 mg	0,15 mg	0,46 mg	0,05 mg
Vitamin B_3	4,3 mg	5,53 mg	k. A.	3,2 mg
Vitamin B_5	1,05 mg	1,2 mg	k. A.	1,05 mg
Vitamin B_6	0,22 mg	0,58 mg	k. A.	0,14 mg
Vitamin C	4,2 mg	k. A.	1,6 mg	4,2 mg
Vitamin E	0,1 mg	0,2 mg	3,1 mg	0,1 mg
Folsäure	49 µg	50 µg	44 µg	49 µg
Vitamin K	1 µg	7 µg	k. A.	1 µg
Mineralstoffe				
Calcium	214 mg	18 mg	689 mg	25 mg
Chlorid	105 mg	12 mg	k. A.	105 mg
Kalium	366 mg	392 mg	835 mg	562 mg
Magnesium	266 mg	142 mg	394 mg	198 mg
Natrium	21 mg	2 mg	39 mg	3 mg
Phosphor	455 mg	320 mg	860 mg	592 mg
Spurenelemente				
Eisen	7,59 mg	k. A.	9,4 mg	2,92 mg
Fluorid	50 µg	50 µg	k. A.	23 µg
Jodid	2,5 µg	0,5 µg	k. A.	1,6 µg
Kupfer	0,77 mg	584 µg	0,92 mg	482 µg
Mangan	2,26 mg	1,54 mg	2723 mg	1,53 mg
Sulfur	140 mg	80 mg	k. A.	64 mg
Zink	3,18 mg	2,7 mg	5,1 mg	2,25 mg

Aminosäuren				
Arginin	1060 mg	901 mg	2143 mg	1103 mg
Asparaginsäure	1261 mg	901 mg	1689 mg	1120 mg
Glutaminsäure	2259 mg	1747 mg	3500 mg	2050 mg
Leucin	879 mg	613 mg	1371 mg	930 mg

Quellen: United States Department of Agriculture USDA (Aminosäuren, Kupfer, Mangan, Phosphor, Vitamin C in Chiusamen)
Deutsches Ernährungsberatungs- & -informationsnetz DEBInet (alle anderen Angaben)

Auch Pseudogetreide steckt voller Pflanzenpower, wie die oben stehende Nährwerttabelle zeigt. Im Vergleich mit den Urgetreidesorten liefern Pseudogetreide pro 100 Gramm sogar noch etwas mehr Energie. Von allen Ur- und Pseudogetreidesorten enthält Chia mit Abstand am meisten Eiweiß, Fett, Ballaststoffe und Calcium. Auch Amaranth ist ein deutlich besserer Calciumlieferant als Einkorn, Emmer und Co. Beim Gehalt an Vitamin C, Magnesium und Phosphor punkten Amaranth, Chia und Quinoa deutlich gegenüber Urgetreide. Die Beschreibung der in der Tabelle aufgeführten Inhaltsstoffe samt Wirkungen finden Sie bei den Nährwertangaben zu den Urgetreidesorten auf der vorderen und hinteren Klappe des Buches.

Beachten Sie bitte: Auch wenn Pseudogetreide aufgrund seiner zahlreichen gesunden Inhaltsstoffe längst als Superfood gilt, ist beispielsweise die Werbung mit gesundheitsfördernden Wirkungen von Pseudogetreide in Deutschland nicht erlaubt, da jede auf dem Etikett angegebene Information wissenschaftlich abgesichert sein muss. Studien zu positiven Wirkungen von Pseudogetreiden auf verschiedene Symptome und Erkrankungen werden zwar durchgeführt, lassen aber noch keine gesicherten Aussagen zu.

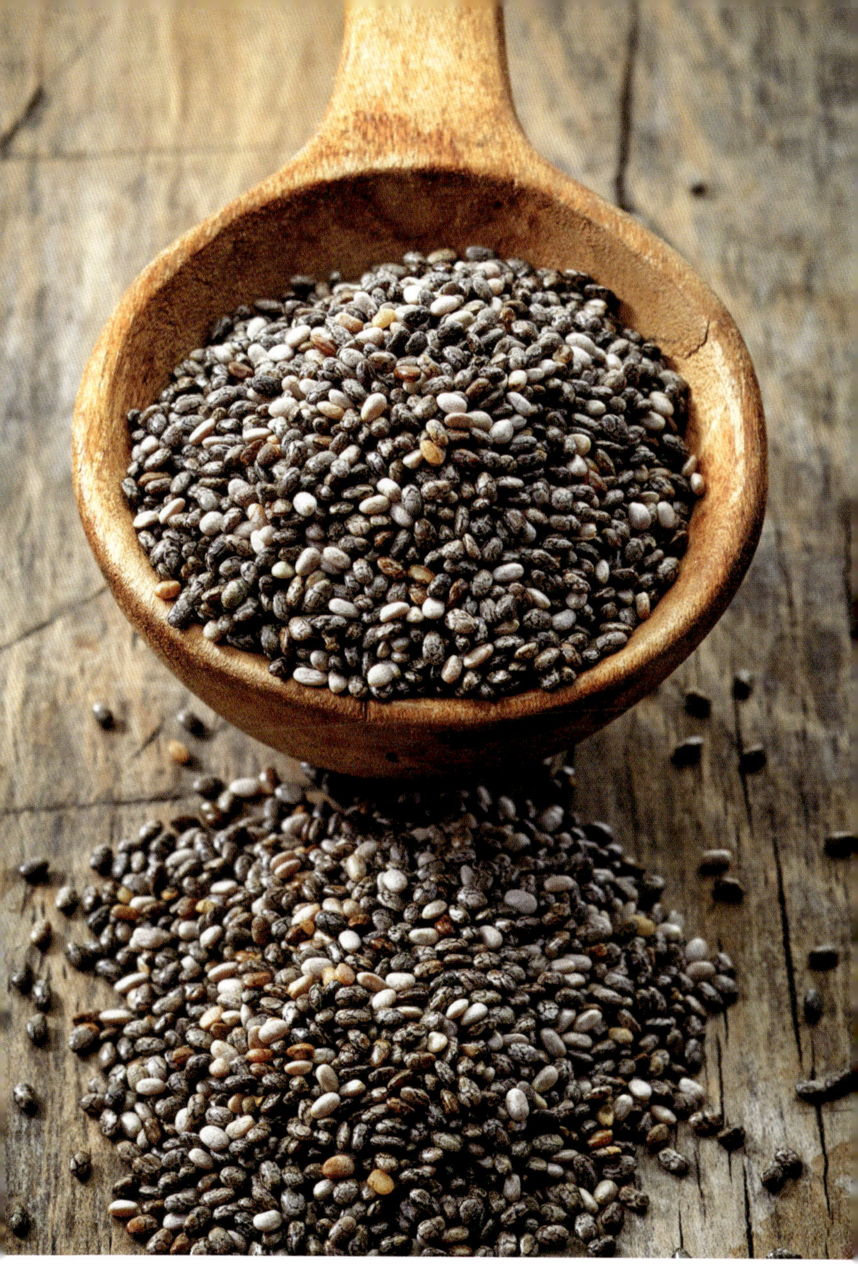

^ Chiasamen schenken ein lang anhaltendes Sättigungsgefühl.

Die Gesundheit fördern mit Urgetreide und Pseudogetreide

Schützen, vorbeugen, regulieren

Die Heilwirkungen von Urgetreide und Pseudogetreide sind seit langer Zeit bekannt. Heute geht man davon aus, dass sie

- über einen niedrigen glykämischen Index verfügen, das heißt, dem Körper lang anhaltend und gleichmäßig Energie zur Verfügung stellen,
- den Cholesteringehalt im Blut senken,
- durch ihren Reichtum an Ballaststoffen die Darmtätigkeit auf gesunde Weise regulieren und vor koronaren Herzerkrankungen schützen,
- das Wachstum gesundheitsfördernder Bakterien im Darm unterstützen,
- für eine gesunde Darmflora sorgen und so das Darmkrebsrisiko senken,
- ein lang anhaltendes Sättigungsgefühl schenken und so dem Übergewicht vorbeugen.

So hilft Getreide in der Volksmedizin

In der traditionellen Volksmedizin ist das Wissen um die heilende Kraft des Korns tief verankert. Den hier aufgeführten Getreiden wird von jeher eine besondere Wirksamkeit zugeschrieben.

Dinkel

Er fördert die Leistungsfähigkeit und Konzentration.

Gerste

Vor allem Gerstenwasser wird traditionell bei Magenleiden verwendet.

Roggen

Roggen wirkt aufbauend und kräftigend nach langer oder schwerer Krankheit.

Weizen

Weizen hilft bei Schlafstörungen, Appetitlosigkeit, Magenbeschwerden, Gicht und Rheuma. Er wirkt entgiftend und beruhigend.

So hilft Pseudogetreide in der Volksmedizin

Auch die heilenden und stärkenden Wirkungen von Pseudogetreide kennt die Volksmedizin.

Amaranth

Er soll Blutungen stillen, Durchfall heilen, das Gedächtnis stärken, das Immunsystem unterstützen und den Stoffwechsel anregen. Allgemein gilt Amaranth als Jungbrunnen.

Buchweizen

Früher wurde Buchweizen als Breiumschlag bei Entzündungen, Geschwüren und geschwollenen Drüsen eingesetzt. Er soll stärkend wirken, als sanftes Schlafmittel helfen sowie Durchblutungsstörungen und Krampfadern verhindern.

Chiasamen

Die Samen werden geschätzt, weil sie lange satt machen und Körper und Geist nachhaltig mit Energie versorgen. Auch ihre Fähigkeit, Giftstoffe und Säuren im Körper zu binden und deren Ausscheidung zu fördern, ist schon seit langer Zeit bekannt. Außerdem fördern Chiasamen ein gesundes Magen-Darm-System, sie sollen das Risiko für Diabetes und Herz-Kreislauf-Erkrankungen senken, die Knochen stärken und den Blutzuckerspiegel konstant halten.

Quinoa

Die gekochten jungen Blätter von Quinoa sollen bei Erkrankungen von Leber und Galle helfen, der Sud soll Schleim lösen, zum Beispiel bei Erkrankungen der Bronchien.

Getreide in der anthroposophischen Medizin

Bei den Anthroposophen ist Getreide sogar Hauptbestandteil der Ernährung. Es soll die Sinneskräfte stärken, die Konzentration fördern und die Verdauung anregen.

Getreide im Ayurveda

Im Ayurveda sind besonders Einkorn und Emmer ein wichtiges Element der täglichen Ernährung. Sie gelten als leicht verdaulich, stärkend für Körper und Seele und förderlich für die Leistungsfähigkeit.

Getreide in der Traditionellen Chinesischen Medizin (TCM)

Die Traditionelle Chinesische Medizin betrachtet gekochtes Getreide als stärkend und gut bekömmlich. Es baut das Qi (die

Lebensenergie) auf und kräftigt die Verdauung, die als Grundlage der Gesundheit gilt.

Heilrezepte mit Getreide

Dinkel-Auflage gegen Muskelverspannungen

1 Handvoll Dinkelkörner

› Die Körner in ein Stoffsäckchen geben und im Backofen bei geringer Temperatur leicht erwärmen. Das warme Dinkelsäckchen auf die betroffene Körperpartie legen.

Dinkelkörner können sehr gut Wärme speichern und geben diese nur langsam wieder ab.

Gersten-Absud gegen Husten

10 g Gerstenkörner

½ l Wasser

› Die Gerstenkörner in dem Wasser aufkochen und 15 Minuten lang kochen lassen. Abseihen und das Gerstenwasser schluckweise trinken.

Gerstenbrei-Umschlag bei Abszessen

50 g Gerstenkörner

200 ml Wasser

› Die Gerstenkörner in dem Wasser aufkochen. Auf der abgeschalteten Herdplatte noch 20 Minuten ziehen lassen. Die Gerste zu einem Brei zerdrücken und auf den Abszess legen. Den Umschlag alle 2 Stunden wechseln.

Gerstenkaffee bei Halsentzündungen

2 EL Gerstenkörner

8 EL Wasser

› Die Gerstenkörner rösten und mahlen, dann mit dem Wasser aufkochen. Das Gerstenwasser etwas abkühlen lassen und zum Gurgeln verwenden.

Roggen-Absud gegen Verstopfung

30 g Roggenkörner

1 l Wasser

› Die Roggenkörner in das Wasser geben, 10 Minuten kochen, abseihen. 2-mal täglich eine Tasse davon trinken.

Weizenkeime gegen Schwangerschaftsübelkeit

1 TL Weizenkeime

› 1 Woche lang morgens auf nüchternen Magen essen.

Weizentee bei Schlafstörungen und innerer Unruhe

3 EL Weizenkörner

½ l kaltes Wasser

› Die Körner in dem Wasser 20 Minuten ziehen lassen. Aufkochen, dann zugedeckt 30 Minuten auf kleiner Flamme köcheln lassen. Das Weizenwasser über den Tag verteilt ungesüßt trinken.

Schönheitsanwendungen mit Ur- und Pseudogetreide

Gesichtsmaske mit Buchweizen bei großen Poren

60 ml Wasser

3 EL Buchweizenmehl

Saft von ½ Zitrone

› Alle Zutaten zu einem Brei verrühren und diesen im Gesicht auftragen. 10–15 Minuten einwirken lassen, dann mit lauwarmem Wasser gründlich abspülen.

Gesichtsmaske mit Gerstenmehl gegen Falten

1 Eiweiß

50 g Gerstenmehl

1 TL Manukahonig

› Das Eiweiß steif schlagen, Gerstenmehl und Honig dazugeben, alles gut vermischen. Die Masse großzügig im Gesicht auftragen und ca. 20 Minuten einwirken lassen. Mit lauwarmem Wasser gründlich abspülen.

Gesichtsmaske mit Quinoa für trockene Haut

1 Handvoll Quinoa

Saft von 1 Bioorange

3 TL Naturjoghurt

2 TL Honig

› Alle Zutaten gründlich vermischen, 15 Minuten stehen lassen, dann dick als Maske auftragen. Ca. 10 Minuten einwirken lassen, anschließend mit lauwarmem Wasser gründlich abspülen.

Gesichtsmaske mit Weizenmehl für ein feineres Hautbild

50 ml Milch

1 TL frisch gepresster Zitronensaft

3 EL Weizenmehl

› Milch und Zitronensaft in einer Schüssel mischen, das Mehl dazugeben und alles gründlich verrühren, sodass es keine Klumpen gibt. Die Maske auftragen und ca. 10 Minuten einwirken lassen. Mit lauwarmem Wasser gründlich abspülen.

Pflegende Haarwäsche mit Roggenmehl

4 EL Roggenvollkornmehl

230 ml lauwarmes Wasser

› Mehl und Wasser gründlich verrühren, 2 Stunden stehen lassen, dann in das feuchte Haar vom Haaransatz bis zu den Spitzen einmassieren. Kurz einwirken lassen, mit lauwarmem Wasser abspülen.

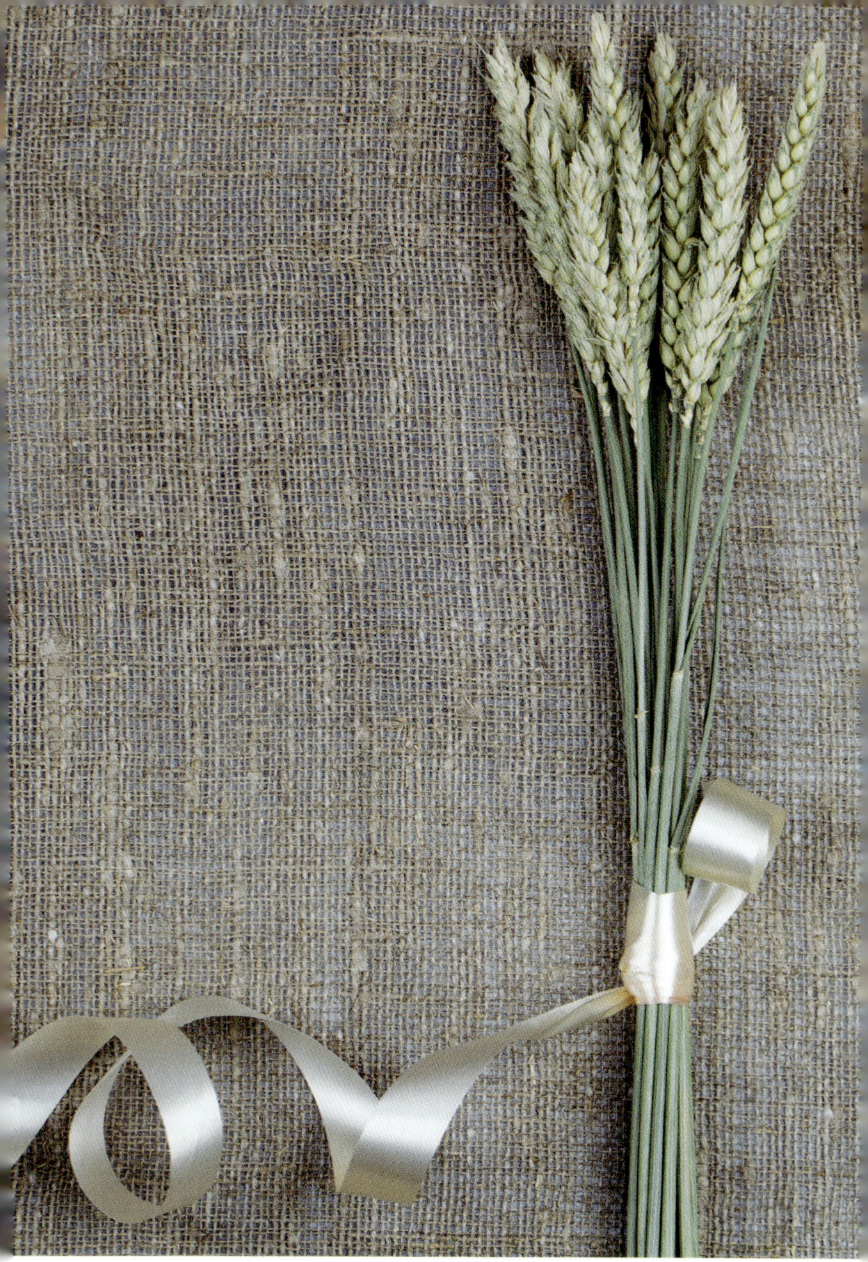

^ Getreide eignet sich auch gut für die Schönheitspflege.

Kochen mit den Supergrains

Kein anderes Nahrungsmittel verzehren wir so regelmäßig und so ausgiebig wie Getreide: angefangen beim Brötchen am Morgen über Pasta zum Mittagessen, ein süßes Teilchen am Nachmittag bis hin zu einer Pizza am Abend. In den letzten Jahrzehnten hat der Weizen alle anderen Getreidesorten weit zurückgedrängt – mit der Folge, dass viel Wissen um deren Verwendung in Vergessenheit geraten ist. In dem sich anschließenden Rezeptteil dieses Buchs möchte ich Ihnen zeigen, wie vielseitig sich Urgetreide und Pseudogetreide in der Küche einsetzen lassen: nicht nur beim Backen von Brot, sondern auch beim Zubereiten von Salaten, Suppen, feinen Backwaren und sogar von Desserts. Doch bevor Sie mit dem Nachkochen loslegen, folgen hier einige wertvolle Tipps, was Sie bei der Verwendung der Supergrains in der Küche beachten sollten.

Tipps zur Lagerung

Urgetreide und Pseudogetreide lagern Sie am besten in luftdicht schließenden Behältern an einem dunklen, kühlen und trockenen Ort. Alternativ bieten sich optisch ansprechende und praktische Getreidesäcke aus Leinen zum Aufhängen in der Küche an. Es gibt sie in verschiedenen Größen, und Sie können die benötigte Getreidemenge genau portionieren und direkt entnehmen.

Lagern Sie Urgetreide möglichst nicht länger als drei Monate. Das Fett in den Körnern wird nach Ablauf dieser Zeit ranzig, und das Getreide riecht muffig.

Wissenswertes zur Zubereitung

Bitte waschen Sie Getreide gründlich vor der Verwendung.

Zum Vorquellen weichen Sie das Getreide mit der gleichen Menge Wasser ein, idealerweise über Nacht, jedoch nicht länger als 10 Stunden, da nach dieser Zeit der Keimprozess einsetzt. Wenn Sie nicht so viel Zeit haben, reicht auch eine Einweichzeit von 2–3 Stunden aus. Auf jeden Fall sollten Sie die Getreidekörner so lange waschen, bis das Wasser ganz klar bleibt.

Die ganzen oder zu Schrot vermahlenen Körner setzen Sie mit kaltem Wasser auf und kochen sie bei schwacher Hitze. Salz erst dazugeben, wenn die Körner aufgequollen sind, sonst bleiben sie hart. Gewürzkräuter werden erst ganz zum Schluss hinzugefügt.

Für das Nachquellen des Getreides verwenden Sie am besten eine Kochkiste oder ein Thermogefäß. Alternativ können Sie den Kochtopf auch mit einem Handtuch umwickeln.

Urgetreide in der Küche

Einkorn

Verwenden Sie Einkorn im Verhältnis von 1 Teil Einkorn zu 2,5 Teilen Wasser.

Aufkochen, dann auf geringste Hitze stellen, den Deckel auflegen und ca. 30 Minuten köcheln lassen.

Gut zu wissen

- Einkorn schmeckt ausgesprochen nussig, färbt Mehl und Krusten gelblich.
- Es lässt sich hervorragend zum Brotbacken verwenden, aber auch für Suppen, Gebäck und zur Herstellung von Nudeln.
- Einkornmehl hat nur mäßige Klebereigenschaften und kann nur wenig Wasser binden, der Teig wird daher sehr fest.

Emmer

Verwenden Sie Emmer im Verhältnis von 1 Teil Emmer zu 2,5 Teilen Wasser.
Über Nacht einweichen lassen. Emmer in das kochende Wasser geben, erneut aufkochen, dann zugedeckt bei geringer Hitze in ca. 30 Minuten bissfest garen.

Gut zu wissen

- Das Emmerkorn ist sehr hart, daraus gemahlenes Mehl sieht eher aus wie Grieß.
- Mit Emmermehl hergestellter Mürbeteig wird locker. Es eignet sich auch gut für die Herstellung von Nudeln.
- Backwaren mit Emmer schmecken sehr würzig.
- Aus Emmer hergestelltes Bier ist sehr dunkel und hat ein kräftiges, würziges Aroma.

Khorasan-Weizen (Kamut)

Verwenden Sie Khorasan-Weizen im Verhältnis von 1 Teil Khorasan-Weizen zu 3 Teilen Wasser.

Über Nacht einweichen. Das Wasser abschütten, die Körner abspülen und in frischem Salzwasser ca. 1,5 Stunden zugedeckt gar kochen. Die Körner sollen bissfest sein.

Urdinkel

Verwenden Sie Urdinkel im Verhältnis von 1 Teil Dinkel zu 3–4 Teilen Wasser.
Die Körner über Nacht einweichen, das Wasser abschütten, die Körner abspülen. Bei geringer Hitze ca. 45 Minuten kochen.

Gut zu wissen

- Dinkel lässt sich so vielseitig verwenden wie Weizen, und auch Dinkelmehl können Sie wie Weizenmehl verwenden.
- Mit Dinkelmehl gebackenes Brot ist locker und schmeckt leicht nussig.

Urgerste

Verwenden Sie Urgerste im Verhältnis von 1 Teil Gerste zu 4 Teilen Wasser.
Nach dem Waschen aufkochen und bei mittlerer Hitze ca. 40 Minuten köcheln lassen. Die Körner sollen weich sein. Den Herd ausschalten und die Gerste noch ca. 15 Minuten ruhen lassen, dabei nicht umrühren.

Perlgraupen ca. 50 Minuten zugedeckt bei geringer Hitze köcheln lassen, Spelzgerste ca. 90 Minuten.

Gut zu wissen

- Gerste schmeckt nussig-süß und eignet sich als Zutat in Brot, Salaten und Suppen.

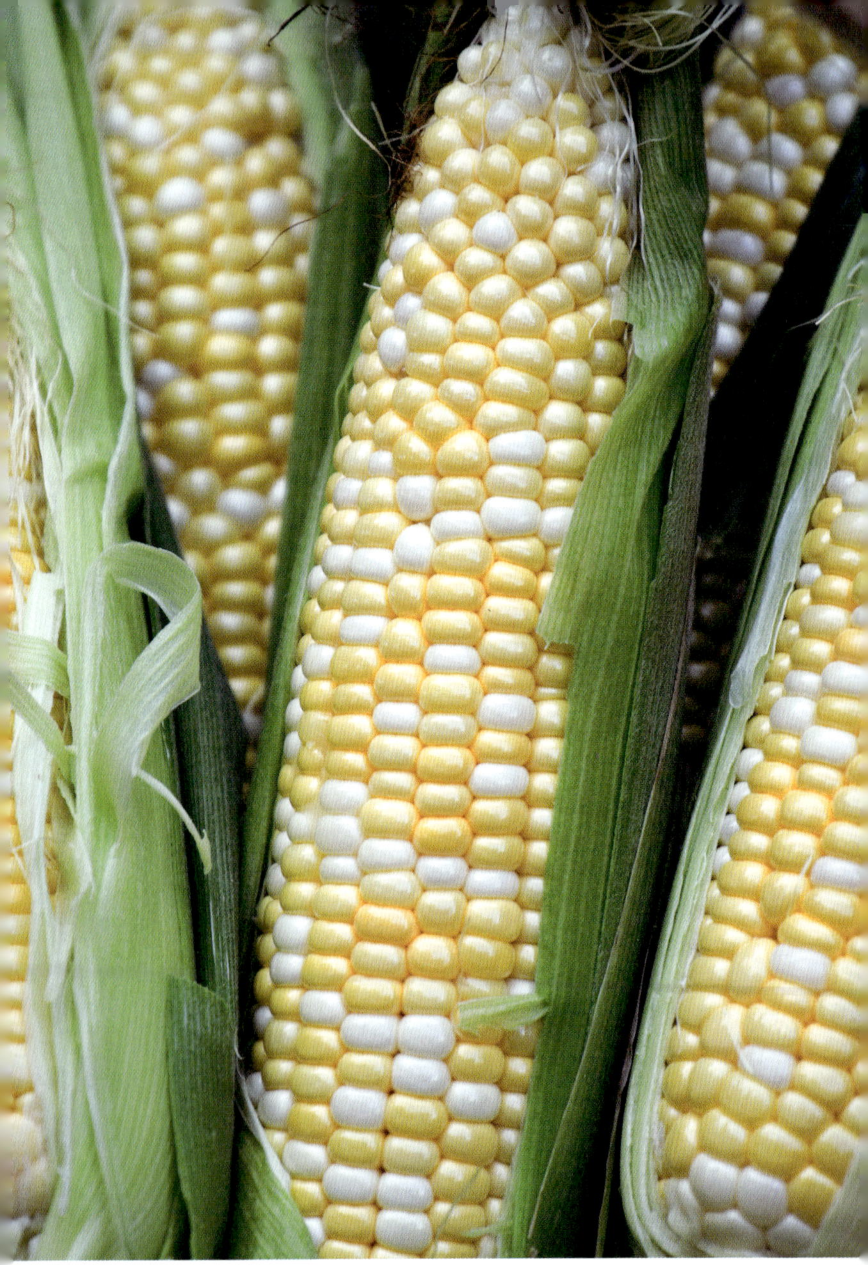

^ Mais gehört zu den glutenfreien Getreidesorten.

Urhirse (Braunhirse)

Die braunen Kügelchen sind sehr fest und werden im Gegensatz zur Goldhirse beim Dünsten und Kochen nicht weich. Man verwendet sie daher nicht als Beilage, sondern als Nahrungsergänzungsmittel. Die im Reformhaus angebotene Braunhirse ist in der Regel in einem speziellen Verfahren gemahlen worden und roh für den menschlichen Organismus gut zu verwerten.

Gut zu wissen

› Braunhirse soll nicht erhitzt, sondern kalt gegessen werden: bis zu 3 Esslöffel am Tag in Speisen oder Getränke gerührt.

Urmais

Die Körner lassen sich am einfachsten vom Kolben ablösen, wenn man den Maiskolben senkrecht auf das Mittelteil einer Napfkuchenform stellt. Halten Sie den Kolben mit einer Hand fest und trennen Sie mit der anderen Hand die Körner der Länge des Kolbens nach mit einem Messer ab.

Wollen Sie die ganzen Kolben kochen, geben Sie nur 1 Teelöffel Zucker in das Wasser, kein Salz, denn bei Zugabe von Salz bleiben die Körner hart. Zur Vorbereitung ziehen Sie die Hüllblätter ab, entfernen die inneren Fäden und den Stiel und waschen den Kolben unter fließendem Wasser. Anschließend in heißes Wasser legen, den Zucker dazugeben und alles zugedeckt aufkochen, dann ca. 15 Minuten kochen lassen. Der Mais ist gar, wenn Sie mit einem Zahnstocher weich hineinstechen können.

Achtung beim Kauf: Wenn die Blätter am Kolben ausgetrocknet sind, sind auch die Maiskörner vertrocknet und nicht mehr genießbar.

Urroggen

Verwenden Sie 1 Teil Urroggen im Verhältnis zu 4 Teilen Wasser. Mit 1 Prise Salz zum Kochen bringen, die Temperatur senken und den Roggen 1 Stunde lang leise köcheln lassen.

Gut zu wissen

- Roggen eignet sich gut für kräftige, herzhafte Gerichte sowie für das Backen von Brot und Brötchen.

Eine interessante Variante des Kochens mit Getreide ist die Getreideküche im Rhythmus der Wochentage. Hier wird der Reis dem Mond und damit dem Montag zugeordnet, die Gerste dem Mars und dem Dienstag, die Hirse dem Merkur und somit dem Mittwoch. Der Roggen wird Jupiter zugerechnet und somit dem Donnerstag, der Hafer der Venus und dem Freitag, der Mais dem Saturn und dem Samstag, der Weizen der Sonne und somit dem Sonntag.
Die Empfehlung, bestimmte Getreidesorten an bestimmten Tagen zu essen, basiert auf alten, naturverbundenen Rhythmen und soll den Genuss von Getreide noch bekömmlicher machen.

Pseudogetreide in der Küche

Amaranth

Verwenden Sie Amaranth im Verhältnis von 1 Teil Amaranth zu 3 Teilen Wasser.
Nach dem Waschen aufkochen und ca. 25 Minuten köcheln lassen. Die Körner sollen weich sein. Das restliche Wasser abgießen.

Gut zu wissen

- Amaranth lässt sich pikant und süß zubereiten und auch als Füllung, zum Beispiel für Paprika, verwenden.
- Die Konsistenz von Amaranth ist eher breiartig und klebrig. Daher ist er gut zum Binden von Suppen und Eintöpfen geeignet sowie für Backwaren, die nicht aufgehen müssen, wie zum Beispiel Brownies, Fladenbrote oder Plätzchen. Bei Backwaren, die aufgehen müssen, sollte der Amaranthanteil der verwendeten Mehle maximal ein Viertel betragen.
- Zum Kochen verwenden Sie Amaranth am besten in Kombination mit Quinoa oder Reis, so wird die klebrige Konsistenz ausgeglichen.
- Kinder mögen besonders gepufften Amaranth als Popcorn oder als Alternative zu Cornflakes.

Tipp

Wegen seines niedrigen glykämischen Index ist Amaranth ideal für Diabetiker oder für eine zuckerarme Ernährung. Als Babynahrung ist er nicht geeignet, denn er enthält Gerbstoffe, die die Verdauung von Eiweißen, Spurenelementen und Vitaminen hemmen.

Buchweizen

Verwenden Sie Buchweizen im Verhältnis von 1 Teil Buchweizen zu 2 Teilen Wasser.

Den Buchweizen in einer trockenen Pfanne leicht anrösten, dabei ständig rühren. Anschließend aufkochen, die Hitze reduzieren und ca. 10 Minuten zugedeckt köcheln lassen. Die Körner sollen weich sein. Vom Herd nehmen und weitere 15 Minuten quellen lassen. Unter fließendem kaltem Wasser abschrecken und gut abtropfen lassen.

Gut zu wissen

- Buchweizen eignet sich für Risotto, als Auflauf oder als Beilage.
- Aus dem Mehl werden Brot, Nudeln und Pfannkuchen hergestellt.

Tipp

Kontrollieren Sie beim Kochen von Buchweizen, ob eventuell Flüssigkeit zugegeben werden muss, da die Körner sehr viel Flüssigkeit aufnehmen.

Chiasamen

Die Samen können roh verzehrt werden. Geben Sie sie einfach in Getränke, in Müsli, Salate, Gemüse oder Dips. Idealerweise werden sie leicht zermahlen, so sind sie am besten bekömmlich.

Gut zu wissen

- Wegen des ungewöhnlich hohen Anteils an Ballaststoffen beginnen Sie am besten mit einer geringen Menge Chia und erhöhen die Dosierung schrittweise. Trinken Sie außerdem nach dem Verzehr reichlich Flüssigkeit, um Magen-Darm-Beschwerden vorzubeugen, und nehmen Sie nicht mehr als 15 Gramm Chiasamen täglich zu sich.

- Bei trockener Lagerung halten sich Chiasamen bis zu 5 Jahre und haben auch nach dieser Zeit kaum etwas von ihrem Geschmack oder Nährstoffgehalt eingebüßt.
- Das Öl ist mild im Geschmack und passt gut zu Salat. Sie können auch 1 Teelöffel davon in Ihren Smoothie geben.
- Chiasamenöl darf nicht erhitzt werden und muss nach Anbruch im Kühlschrank gelagert werden.

Wechselwirkungen zwischen den Inhaltsstoffen von Chiasamen und blutverdünnenden Medikamenten sind möglich. Fragen Sie bitte Ihren Arzt! Bei empfindlichen Personen können Chiasamen zudem allergische Reaktionen auslösen. Falls Sie allergisch auf Rosmarin, Salbei, Senf oder Thymian reagieren, seien Sie bitte vorsichtig beim Verzehr von Chiasamen.

Quinoa

Verwenden Sie Quinoa im Verhältnis von 1 Teil Quinoa zu 2 Teilen Wasser.
In einem Sieb für ca. 30 Sekunden unter fließendem kaltem Wasser abspülen. Nach dem Waschen bei mittlerer Temperatur aufkochen, dann zugedeckt bei reduzierter Hitze ca. 12 Minuten köcheln, bis das Wasser verdampft ist und die Körner weich sind. Vom Herd nehmen und 10–15 Minuten nachquellen lassen. Mit einer Gabel etwas auflockern.

Gut zu wissen

- Man verwendet Quinoa, die verwandt ist mit Mangold, Roter Bete und Spinat, für Salate, Aufläufe oder als Einlage für Suppen.

- Weiße Quinoa ist die weichste Quinoasorte, mild im Geschmack und von ähnlicher Konsistenz wie Reis. Sie lässt sich gut formen und eignet sich daher für Bratlinge.
- Rote Quinoa ist nussig im Geschmack und besonders aromatisch. Von der Konsistenz her kernig, passt sie gut für Salate und für Risottos. Rote Quinoa verliert beim Kochen an Farbe.
- Schwarze Quinoa ist sehr körnig und bissfest. Sie schmeckt leicht erdig und intensiv nussig. Geeignet ist sie für herzhafte Gerichte und als Füllung.
- Die Garzeit von roter und schwarzer Quinoa ist etwas länger als die von weißer Quinoa.

Tipp

Als guter Eiweißlieferant ist Quinoa besonders für Veganer interessant.

Köstliche Rezeptideen

Gerichte mit den gesunden Supergrains schmecken einfach wunderbar! Sei es, dass Sie an Ihrem Speiseplan etwas verändern möchten, aus gesundheitlichen Gründen auf Weizen verzichten müssen oder aus purer Entdeckungslust: Probieren Sie zum Einstieg doch einmal das warme Buchweizen-Mandelmilch-Frühstück, zum Mittagessen das Einkorn-Risotto mit Mangold, zum Nachmittagskaffee eine Dinkel-Zimt-Schnecke mit Rosinen oder eine Gerstensuppe mit Thymian am Abend. Ihre Kinder werden sicher das Quinoa-Beeren-Porridge mit Kokos mögen. Und zum Verwöhnen von Gästen empfehle ich Ihnen den gefüllten Kürbis mit Emmer – nicht nur optisch ein Genuss.

Falls Sie wegen einer Glutenunverträglichkeit ganz auf Getreide verzichten müssen, möchte ich Ihnen die sogenannten Pseudogetreidesorten Amaranth, Buchweizen und Quinoa ans Herz legen. Auch hier sind Ihrer Fantasie (fast) keine Grenzen gesetzt. Die Amaranth-Suppe mit Gemüse und Hähnchenbrust, der Buchweizen-Palatschinken oder der Quinoa-Avocado-Brotaufstrich sind auch für Ungeübte leicht zuzubereiten und überzeugen im Geschmack.

Nun wünsche ich Ihnen viel (Experimentier-)Freude beim Kochen und Backen und hoffe, Sie finden Ihr ganz persönliches Lieblingsrezept.

Wenn nicht anders vermerkt, beziehen sich die Temperaturangaben für den Backofen auf Ober- und Unterhitze.

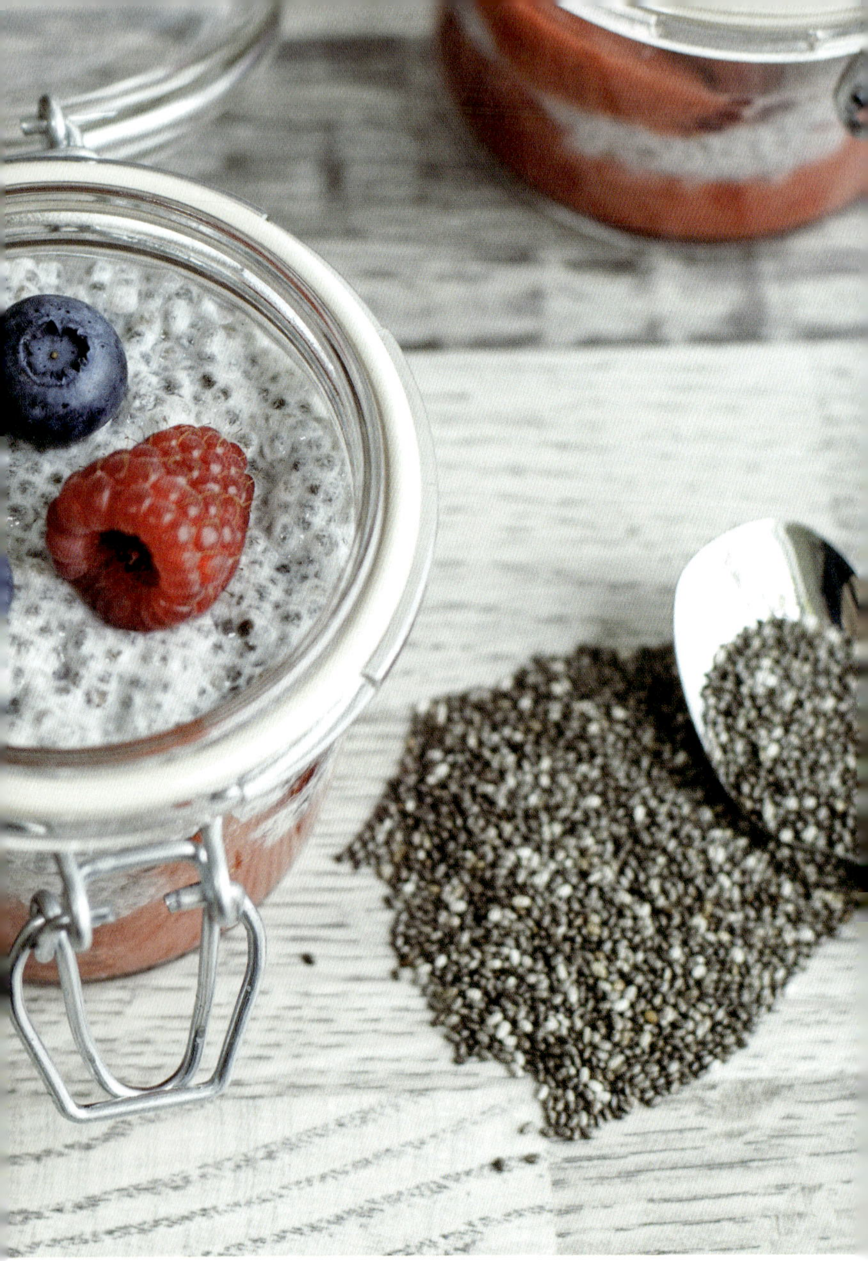

^ Buchweizen ist trotz seines Namens nicht mit dem Weizen verwandt.

Frühstück

Buchweizen-Mandelmilch-Frühstück

Für 4 Personen

200 g Buchweizen

400 g Mandelmilch

Salz

60 g gehackte Mandeln

2 TL Honig

Zimt

Früchte zum Garnieren: Brombeeren, Erdbeeren, Johannisbeeren etc.

Den Buchweizen ohne Fett leicht anrösten, bis er duftet, dabei ständig rühren. Mandelmilch und Salz hinzugeben, aufkochen lassen. Bei geringer Hitze ca. 15 Minuten quellen lassen, dabei gelegentlich umrühren. Wenn nötig, noch Wasser hinzufügen.

Die Mandeln unterrühren, mit Honig und Zimt abschmecken. Alles in Schälchen füllen und mit den Früchten garnieren.

Dinkel-Habermus

Für 2 Personen

2 Äpfel

300 g Dinkelschrot

600 ml Wasser

Galgant

Bertrampulver

4 TL Honig

Mandelblättchen nach Belieben

Zimt nach Belieben

Die Äpfel schälen und klein schneiden Den Dinkelschrot in das kalte Wasser einrühren, aufkochen und ca. 5 Minuten kochen lassen, dabei ständig rühren. Äpfel, Gewürze und Honig zu dem Schrot geben. Bei geringer Hitze ca. 10 Minuten quellen lassen.

Frischkornbrei mit Gerste

Für 2 Personen

60 g Gerste
240 ml Wasser
1 Apfel
1 Banane
4 TL gehackte Nüsse
200 g Joghurt

Die Gerste am Vorabend grob mahlen, das Wasser dazugeben und die Gerste im Kühlschrank quellen lassen. Den Apfel raspeln, die Banane schälen und in Scheiben schneiden. Das Obst zu den Nüssen und dem Joghurt geben. Alles gut vermischen und die Gerste hinzufügen.

Kokos-Amaranth-Brei

Rezept mit freundlicher Genehmigung von Pascale Neuens, https://neuensausderkueche.com

Für 2 Personen

100 g Amaranth
240 ml Wasser
1 Prise Salz
4 EL Butter oder Ghee
1 Apfel, am besten Boskop, in Spalten
1 Prise Kardamom und Zimt oder Vanille oder Zitronenschale
80 ml Kokosmilch
4 EL geröstete Walnüsse
4 EL Granatapfelkerne

Den Amaranth mit Wasser und Salz ca. 20 Minuten bissfest kochen. In der Zwischenzeit 2 Teelöffel Butter in einer beschichteten Pfanne schmelzen, Apfelspalten bei mittlerer Hitze zart anbraten. Restliche Butter unter den fertigen Amaranth rühren und Gewürze zugeben. Mit Kokosmilch anrichten, Nüsse und Granatapfelkerne darüberstreuen.

Quinoa-Beeren-Porridge

Für 2 Personen

150 g Quinoa
150 ml Wasser
150 ml Kokosmilch
Salz
1 TL Kokosblütenzucker
100 g Beeren (Brombeeren, Heidelbeeren, Johannisbeeren etc.)
2 EL Kokosflocken

Die Quinoa gründlich waschen. Wasser und Kokosmilch aufkochen lasen. Quinoa und etwas Salz einrühren. Bei mittlerer Hitze ca. 15 Minuten köcheln, gelegentlich umrühren. Die Flüssigkeit soll komplett aufgenommen sein. Zum Schluss mit dem Kokosblütenzucker abschmecken und die Beeren vorsichtig unterheben. Mit den Kokosflocken bestreuen und mit einigen Beeren dekorieren.

Warmes Einkorn-Frühstück

Für 2 Personen

150 g Einkorn
150 ml Milch
150 ml Wasser
1 Apfel

1 EL Nüsse
1 EL Honig
1 TL Zimt
Das Einkorn gründlich waschen, mit Milch und Wasser aufkochen und bei kleiner Flamme weich kochen. Inzwischen den Apfel klein schneiden und die Nüsse reiben. Apfel und Nüsse zum Einkorn geben, mit Honig und Zimt abschmecken.

Suppen und Salate

Amaranth-Suppe mit Gemüse und Hähnchenbrust

Für 4 Personen
750 ml Gemüsebrühe
180 g Amaranth
1 Bund Suppengrün
100 g Staudensellerie
250 g Hähnchenbrustfilet
Salz, Pfeffer
Muskat
Die Gemüsebrühe zum Kochen bringen. Den Amaranth einstreuen und bei geringer Temperatur ca. 45 Minuten quellen lassen.

Das Suppengrün putzen und klein schneiden. Staudensellerie putzen und klein schneiden. Zusammen mit dem Hähnchenbrustfilet nach ca. 20 Minuten zur Suppe geben. Das Grün des Staudenselleries fein hacken.

Das Fleisch herausnehmen, mit Salz, Pfeffer und Muskat kräftig würzen und wieder zur Suppe geben. Die Suppe abschmecken und mit etwas gehacktem Staudenselleriegrün bestreuen.

Gerstensuppe mit Thymian

Für 4 Personen

75 g Gerste

500 ml Wasser

1¼ l Gemüsebrühe

Salz

1 Handvoll frischer Thymian

Sahne nach Bedarf

Die Gerste schroten und ca. 1 Stunde in dem Wasser einweichen.

Die Gemüsebrühe erhitzen und den Gerstenschrot einrühren. Ca. 10 Minuten kochen und 30 Minuten quellen lassen.

Die Suppe mit Salz abschmecken. Den Thymian waschen, abtrocknen, abzupfen, klein hacken und dazugeben. Mit etwas Sahne verfeinern.

Roggen-Gemüse-Suppe

Für 4 Personen

40 g Roggen

3 EL Öl

100 g Möhren

100 g Sellerie

1 l Gemüsebrühe

Salz

Majoran

Bohnenkraut

Petersilie

Den Roggen schroten und in dem Öl leicht erwärmen. Das Gemüse fein schneiden und ca. 20 Minuten mitdämpfen. Mit der Gemüsebrühe ablöschen und mit den Gewürzen abschmecken.

Russische Buchweizensuppe

Für 4 Personen

500 g Hähnchenbrust
Salz, Pfeffer
4 EL Olivenöl
1 Tasse Buchweizen
4 Kartoffeln
2 Zwiebeln
3 Möhren
1 l Gemüsebrühe
5 Tomaten

Die Hähnchenbrust mit einem Fleischklopfer auf eine gleichmäßige Dicke klopfen. Mit Salz und Pfeffer würzen. Das Olivenöl in einer Pfanne erhitzen, auf mittlere Hitze reduzieren und die Hähnchenbrust hineingeben. Von beiden Seiten 1 Minute anbraten. Die Temperatur absenken und die Pfanne abdecken. Die Hähnchenbrust für 10 Minuten weiterbraten, dabei den Deckel nicht anheben. Die Pfanne vom Herd nehmen und weitere 10 Minuten ruhen lassen.

Den Buchweizen waschen, die Kartoffeln in Würfel schneiden. Die Zwiebeln abziehen und klein schneiden, die Möhren schälen und raspeln. Die Gemüsebrühe zum Kochen bringen, den Buchweizen hineingeben und ca. 15 Minuten kochen. Die Zwiebeln andünsten und mit den Möhren in die Brühe geben. Die Tomaten häuten, klein schneiden und zusammen mit den Kartoffeln nach weiteren 10 Minuten in die Brühe geben. Ca. 25 Minuten kochen lassen, bis die Kartoffeln gar sind.

Diese Suppe schmeckt am besten mit dem dunklen russischen Buchweizen. Alternativ deutschen hellen Buchweizen verwenden.

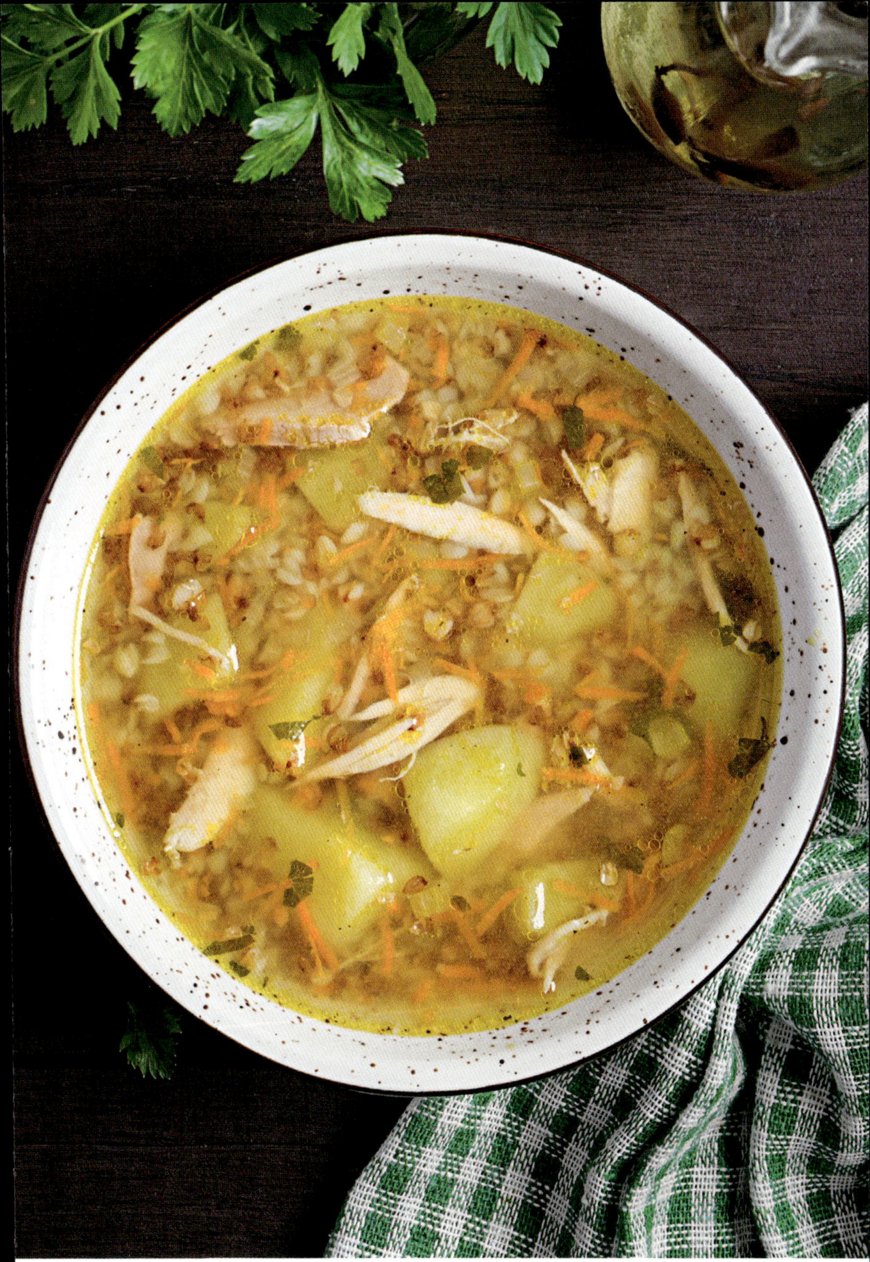

^ Eine russische Spezialität: Buchweizensuppe.

Bunter Dinkel-Brathuhn-Salat

Für 4 Personen

Für den Salat

2 TL Olivenöl

1 TL Pimentón de la Vera (scharfes, geräuchertes Paprikapulver)

abgeriebene Schale von 1 Biozitrone

Saft von ½ Zitrone

Meersalz, schwarzer Pfeffer aus der Mühle

ca. 1,5 kg Huhn

300 g Cherrytomaten

150 g Prinzessbohnen

700 ml Gemüsebrühe

200 g Dinkel

3 Frühlingszwiebeln

½ Gurke

8 Kalamata-Oliven

3 Handvoll Brunnenkresse

Für das Dressing

1 TL Kapern

2 EL glatte Petersilie

2 EL Rotweinessig

1½ TL Dijon-Senf

Saft von ½ Zitrone

1 EL Olivenöl

Für den Salat Olivenöl, Pimentón de la Vera, Zitronenschale und -saft mit Meersalz und Pfeffer würzen, gut durchmischen und das Huhn damit rundherum gründlich einreiben. 20 Minuten marinieren, inzwischen den Backofen auf 200 Grad vorheizen. Das Huhn in einen Bräter legen und ca. 1 Stunde backen. Jeweils nach 20 Minuten und nach 40 Minuten mit dem eigenen Saft begießen. 20 Minuten vor Ende der Garzeit die Cherrytomaten dazugeben.

Die Prinzessbohnen mit kochendem Salzwasser überbrühen, nach ca. 4 Minuten abgießen, in Eiswasser geben, abtropfen lassen und beiseitestellen.

Die Gemüsebrühe zum Kochen bringen. Den Dinkel waschen, in einen Topf geben, mit der Brühe begießen und ca. 20 Minuten köcheln lassen. Die Körner sollen bissfest sein. Die überschüssige Flüssigkeit abgießen und den Dinkel zu den Bohnen geben.

Die Cherrytomaten aus dem Bräter nehmen und zu den Bohnen und dem Dinkel geben. Von dem Bratensaft das Fett abschöpfen. 2 Esslöffel davon zum Salat geben. Das Huhn tranchieren, das Fleisch in Streifen schneiden und zu dem Dinkelgemüse geben. Die Frühlingszwiebeln fein hacken, die Gurke würfeln, die Oliven halbieren und alles mit der Brunnenkresse hinzufügen.

Für das Dressing die Kapern abspülen und hacken, die Petersilie hacken. Dann alle Zutaten für das Dressing gründlich vermischen und über den Salat geben.

Khorasan-Birnen-Ziegenkäse-Salat

Für 6 Personen

Für den Salat

150 g Khorasan-Weizen

600 ml Wasser

2 Birnen

100 g Rucola
1 Handvoll Minzblätter
½ rote Zwiebel

Für das Dressing
1 ½ EL Granatapfelsirup
Saft von ½ Zitrone
3 ½ EL Olivenöl
Meersalz, schwarzer Pfeffer aus der Mühle

Zum Garnieren
180 g Ziegenkäse
Kerne von ½ Granatapfel
1 ½ EL Kürbiskerne

Für den Salat den Khorasan-Weizen grob schroten und so lange gründlich waschen, bis das Wasser klar bleibt. Gut abtropfen lassen. Das Wasser zum Kochen bringen und über den Weizenschrot gießen. Alles zum Kochen bringen, kurz aufkochen lassen, dann bei geringer Temperatur ca. 12 Minuten köcheln lassen. Der Weizen soll bissfest sein. Abschütten und den Weizen zum Abkühlen in eine Schüssel geben.

Die Birnen entkernen und in Spalten schneiden. Den Rucola klein zupfen. Die Minzblätter hacken. Die Zwiebel fein hacken.

Für das Dressing alle Zutaten gründlich vermischen. Birne, Salatblätter, Minze und Zwiebel damit übergießen, dann alles zu dem Weizenschrot geben. Zum Servieren auf Teller verteilen und mit dem zerbröselten Ziegenkäse, den Granatapfelkernen und den Kürbiskernen bestreuen.

Hauptgerichte

Bratlinge mit Urmais und Kürbis

Für 10–15 Stück

200 g Butternut-Kürbis

2 Frühlingszwiebeln

10 g frischer Koriander

½ rote Chilischote

1 großer Maiskolben

1 Ei

½ TL Kreuzkümmel

1 TL gemahlener Koriander

¼ TL Salz

schwarzer Pfeffer aus der Mühle

2 ½ EL Mehl

1 EL Milch

Sonnenblumenöl zum Anbraten

Den Kürbis entkernen und in ca. 2 cm große Stücke schneiden. Die Frühlingszwiebeln putzen und in schmale Ringe schneiden. Den Koriander hacken. Die Chilischote entkernen und fein hacken.

Einen Dampfgarer mit kochendem Wasser füllen und den Maiskolben unten hineinlegen. Den Kürbis in den Einsatz über den Mais geben. 10–15 Minuten garen, bis der Kürbis weich ist. Den Mais und den Kürbis abkühlen lassen, dann die Maiskörner vom Kolben ablösen und beiseitestellen.

Das Kürbisfleisch zu einem glatten Brei pürieren. Ei, Gewürze und Mehl dazugeben und alles gut vermischen. Die Milch einrühren, dann Maiskörner, Frühlingszwiebeln, Koriander und Chili hinzugeben.

Den Teig esslöffelweise ca. 2 Minuten pro Seite backen.

Einkorn-Risotto mit Mangold

Für 4 Personen

2 EL getrocknete Tomaten
5 Mangoldblätter
2 kleine Zwiebeln
3 EL Olivenöl
500 g Einkornreis
1 ¼ l warmes Wasser
Salz, schwarzer Pfeffer aus der Mühle
frische Kräuter
gehobelter Parmesan zum Garnieren

Die getrockneten Tomaten klein schneiden. Von den Mangoldblättern Stiele und Mittelrippe entfernen, blanchieren und in Streifen schneiden. Die Zwiebeln fein hacken und in dem Olivenöl auslassen.

Den Einkornreis dazugeben und anschwitzen. Mit dem Wasser aufgießen, Tomaten und Mangold hinzufügen. Alles aufkochen und 10 Minuten köcheln lassen. Die Herdplatte ausschalten, den Reis quellen lassen, bis die Flüssigkeit aufgesogen ist.

Das Einkorn-Risotto mit Salz, Pfeffer und frischen Kräutern abschmecken. Mit dem Parmesan garnieren.

Gefüllter Kürbis mit Emmer

Für 4 Personen

200 g Emmer
500 ml Wasser
Salz
2 ½ Hokkaido-Kürbisse à ca. 600 g
1 große Zwiebel
2 EL Olivenöl

100 g getrocknete Aprikosen
75 g ganze Mandeln
1 Bund glatte Petersilie
Salz, Pfeffer aus der Mühle
2–3 Prisen gemahlene Muskatnuss
1 TL Zimtpulver
½ l Gemüsebrühe

Die Emmerkörner in dem gesalzenen Wasser ca. 25 Minuten zugedeckt kochen, in ein Sieb abschütten und abtropfen lassen. Die Kürbisse waschen, halbieren und die Kerne herauslösen. 1 Kürbishälfte auf der Reibe raspeln.

Die Zwiebel schälen, würfeln und in dem Öl glasig dünsten. Die Aprikosen in Streifen schneiden, die Mandeln hacken. Die Petersilienblättchen abzupfen und hacken. Den Backofen auf 200 Grad vorheizen.

Emmerkörner, Zwiebel, Kürbisraspel, Aprikosen, Mandeln und Petersilie gut vermischen, mit Salz, Pfeffer, Muskatnuss und Zimt würzen. Die Kürbishälften mit der Emmermischung füllen und in eine große Auflaufform legen. Die Gemüsebrühe angießen, die Form abdecken und die Kürbisse ca. 30 Minuten garen.

Gefüllte Paprikaschoten mit Quinoa und Hackfleisch

Für 4 Personen

100 g Quinoa
350 ml Wasser
4 große Paprikaschoten
3 Knoblauchzehen
1 große rote Zwiebel
1 großes Ei
20 g frische Petersilie

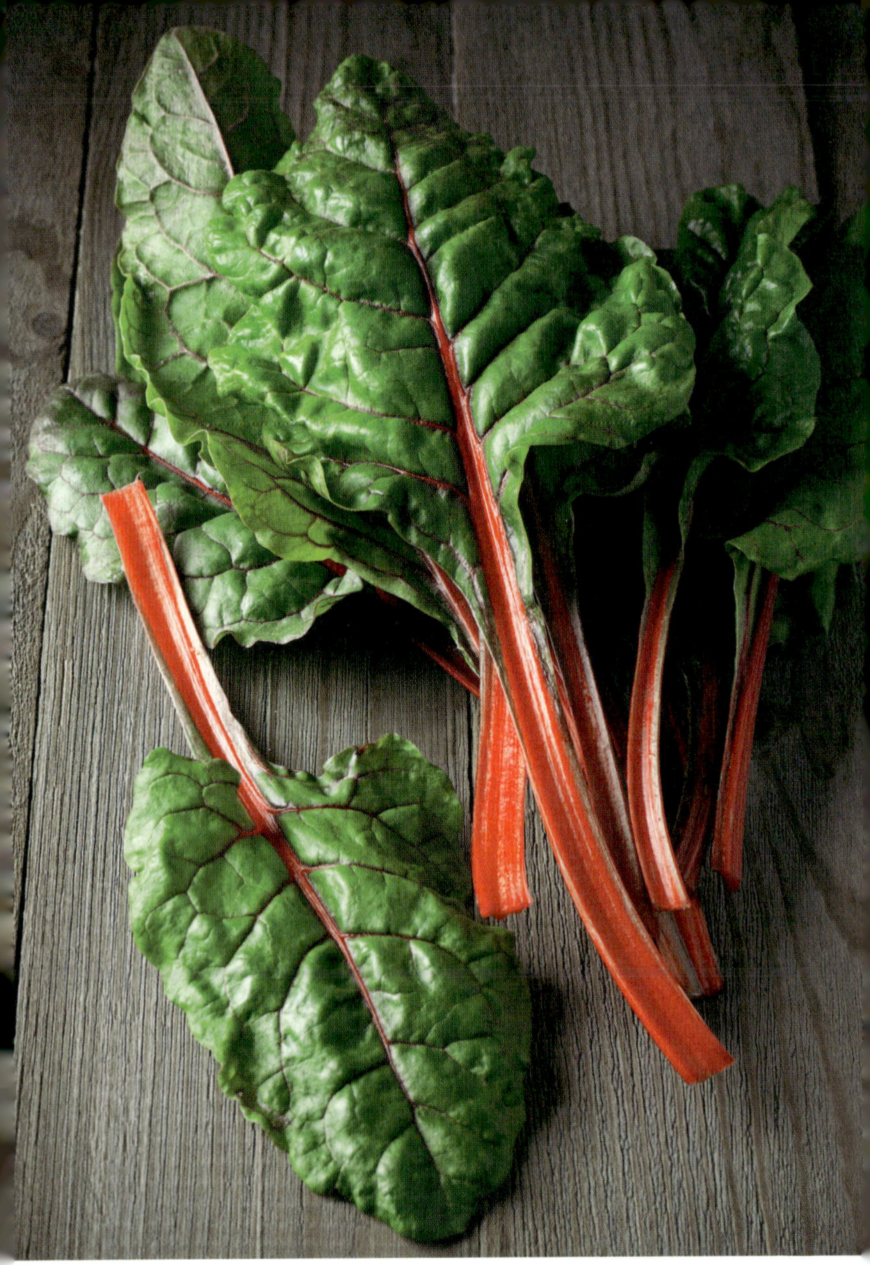

^ Mangold verleiht dem Einkorn-Risotto eine herzhafte Note.

2 TL Olivenöl

370 ml Tomatensoße

350 g Hackfleisch

je ½ TL Meersalz und Pfeffer aus der Mühle

Die Quinoa gründlich abspülen und in dem Wasser zum Kochen bringen. Bei mittlerer Hitze zugedeckt ca. 10 Minuten köcheln lassen. Vom Herd nehmen und weitere 5 Minuten zugedeckt stehen lassen, dann in eine Schüssel geben.

Von den Paprikaschoten die Deckel abschneiden, die Stiele ablösen und die Deckel in Würfel schneiden. Die Samen entfernen. Die Knoblauchzehen und die Zwiebel fein hacken. Das Ei verquirlen. Die Petersilie hacken. Den Backofen auf 180 Grad vorheizen.

Das Öl bei mittlerer Temperatur erhitzen. Paprikawürfel, Zwiebel und Knoblauch dazugeben und alles ca. 10 Minuten garen. Quinoa, 120 Milliliter Tomatensoße, Hackfleisch, Ei, Petersilie, Salz und Pfeffer hinzufügen und alles gut vermischen.

Die Füllung in die Paprikaschoten geben, die Schoten in eine Auflaufform setzen, die restliche Tomatensoße angießen und ca. 40 Minuten backen.

Khorasan-Pfannkuchen mit Chinagemüse

Für 4 Personen

Für den Teig

200 g Khorasan-Weizen

Salz, weißer Pfeffer aus der Mühle

½ l Milch

4 Eier

Fett zum Braten

Für die Füllung
1 große Möhre
200 g Sellerieknolle
1 Gemüsezwiebel
1 Stange Lauch
200 g Chinakohl
150 g Shiitakepilze
100 g Sojabohnensprossen
2 Knoblauchzehen
50 g frischer Ingwer
2 EL Erdnussöl
1 TL Honig
1 Msp. Sambal Oelek
Salz, weißer Pfeffer aus der Mühle
3 EL Sojasoße
3 EL Reiswein
2 EL Sherryessig

Für den Teig den Khorasan-Weizen fein mahlen, dann mit Salz, Pfeffer und Milch verrühren. Die Eier nacheinander unterheben. Den Teig ruhen lassen.

In der Zwischenzeit die Möhre und die Sellerieknolle schälen. Die Zwiebel abziehen und halbieren. Die Lauchstange der Länge nach halbieren und waschen, den Wurzelansatz und welke grüne Blätter abschneiden. Den Chinakohl waschen und trocken tupfen. Von den Shiitakepilzen die harten Stellen entfernen. Alle Gemüse in feine Streifen schneiden.

Die Sojasprossen waschen und trocken schwenken. Den Knoblauch abziehen und fein hacken. Den Ingwer schälen und fein reiben. Alles mit dem Gemüse vermischen.

In einer großen Pfanne Fett heiß werden lassen. Den Teig in die Pfanne geben und zugedeckt bei mittlerer Hitze auf der Unterseite ca. 3 Minuten backen, bis der Teig an der Oberseite nicht mehr flüssig ist und sich die Ränder des Pfannkuchens nach oben biegen. Wenden und in der offenen Pfanne fertig backen. Den Teig aufbrauchen und die fertigen Pfannkuchen im Backofen bei 50 Grad warm halten.

Für die Füllung das Erdnussöl in einem Wok erhitzen. Die Gemüse-Sprossen-Mischung bei starker Hitze ca. 3 Minuten schmoren, dabei ständig rühren. Honig, Sambal Oelek, Salz, Pfeffer, Sojasoße, Reiswein und Sherryessig untermischen und alles gut verrühren.

Die Pfannkuchen mit dem Gemüse füllen, zusammenklappen und auf heißen Tellern anrichten.

Desserts

Buchweizen-Palatschinken

Für 4 Personen

100 g Buchweizenmehl

100 g Reismehl

Salz

450 ml Wasser

Die Mehle mischen, etwas Salz dazugeben, dann unter ständigem Rühren das Wasser angießen.

In einer Pfanne Fett erhitzen, jeweils 1 Kelle Teig hineingeben und Palatschinken ausbacken. Mit Obst oder Marmelade servieren und warm genießen.

Dinkel-Walnuss-Bällchen mit Erdbeersoße

Für 4 Personen

250 g Erdbeeren

80 g Butter

250 g Quark

80 g Dinkelgrieß

80 g Dinkelmehl

1 Ei

2 EL Puderzucker

1 Tasse Semmelbrösel

1 Tasse geriebene Walnüsse

1 TL Zimt

Die Erdbeeren waschen, die Stielansätze entfernen, die Früchte fein pürieren und kalt stellen.

70 Gramm Butter schmelzen, dann mit Quark, Dinkelgrieß, Dinkelmehl und Ei gründlich verrühren. Die Mischung für 2 Stunden in den Kühlschrank stellen.

Aus der Dinkel-Quark-Mischung 8 Bällchen formen. In leicht gesalzenem Wasser sieden lassen, bis sie oben schwimmen.

In der Zwischenzeit den Puderzucker sieben. Die restliche Butter schmelzen, Semmelbrösel, Walnüsse, Puderzucker und Zimt dazugeben und leicht anrösten. Die Bällchen darin wälzen und mit der Erdbeersoße servieren.

Gerstencreme mit Orangen

Für 4 Personen

80 g Gerste

300 ml Milch

300 ml Wasser

Saft und Schale von 2 Bioorangen

2 Orangen
2 EL Honig
Salz
Vanillepulver
Ingwerpulver
150 g Quark
150 ml Sahne

Die Gerste zu feinem Schrot mahlen und diesen zum Vorquellen in die Hälfte der Milch einrühren. Die restliche Milch und das Wasser aufkochen, den angerührten Schrot hineingeben, 10 Minuten kochen lassen, dann kalt stellen.

In der Zwischenzeit die Schale der Bioorangen abreiben und den Saft auspressen. Die anderen Orangen schälen und das Fruchtfleisch in kleine Stücke schneiden.

Honig, Salz, Vanille, Ingwer und Quark gut verrühren, dann zu der Gerstencreme geben und alles gut vermischen. Die Sahne schlagen und vorsichtig unterheben.

Khorasan-Obst-Gratin mit Hirsesoße

Für 4 Personen

Für den Teig
320 g Khorasan-Weizen
120 g Butter
150 ml Sauermilch
abgeriebene Zitronenschale
Zimt
Anis
gemahlener Koriander
Salz

Für die Füllung
500 g Äpfel
50 g Datteln
100 g Rosinen
Saft von ½ Zitrone
100 g gemahlene Nüsse
Vanillepulver
Zimtpulver
Nelkenpulver

Für die Soße
½ l Milch
20 g Goldhirse
Wasser
1 Vanilleschote
3 EL Birnendicksaft
Salz
etwas Vanillepuddingpulver
150 ml Schlagsahne

Für den Teig den Khorasan-Weizen fein mahlen. Die Butter dazugeben, dann die Sauermilch (3–4 Esslöffel zum Bestreichen zurückhalten). Alles gut vermischen und mit abgeriebener Zitronenschale, Zimt, Anis, Koriander und Salz abschmecken.

Für die Füllung die Äpfel schälen, das Kerngehäuse entfernen und die Äpfel in dünne Scheiben schneiden. Die Datteln klein schneiden. Äpfel, Datteln, Rosinen und Zitronensaft gründlich vermischen, dann in ganz wenig Wasser ca. 3 Minuten dämpfen. Nüsse, Vanillepulver, Zimtpulver und Nelkenpulver hinzufügen. Den Backofen auf 180 Grad vorheizen.

Zwei Drittel des Teigs in eine Auflaufform legen und flach drücken. Die Füllung darauf verteilen, mit dem restlichen Teig bedecken und diesen mit Sauermilch bestreichen. Das Gratin ca. ½ Stunde backen.

Für die Soße die Milch zum Kochen bringen. Die Hirse fein mahlen, mit wenig Wasser anrühren und in die Milch rühren. Die Vanilleschote längs halbieren, das Mark herauskratzen und in die Milch geben. Alles 5 Minuten köcheln lassen, dabei ständig rühren. Zuletzt Birnendicksaft, Salz und Vanillepuddingpulver hinzufügen. Alles kalt werden lassen, dann die Schlagsahne untermischen.

Brot und Brötchen

Buchweizen-Quinoa-Brot

Für 1 Kastenform (Länge 30 cm)

250 g Buchweizenmehl
100 g Quinoamehl
5 g Trockenhefe
15 g Chiasamen
20 g Flohsamen
2 EL Honig
250 ml Wasser
1 ½ TL Salz

Die Mehle und die Hefe vermischen. Alle Zutaten bis auf Salz und Wasser dazugeben und alles gründlich vermengen. Wasser nach und nach hinzufügen, dann das Salz. Den Teig in die Kastenform füllen und an einem warmen Ort abgedeckt ca. 1 Stunde gehen lassen. Das Brot bei 200 Grad ca. 30 Minuten backen.

Dinkel-Roggen-Brot

Für 1 Kastenform (Länge 30 cm)

150 g Amaranth
300 ml Wasser
300 ml Hafermilch
200 g Roggenmehl
300 g Dinkelmehl
2 TL Trockenhefe
1 TL Kokosblütenzucker
1 TL gemahlener Koriander
1½ TL Salz

Amaranth bei mittlerer Hitze anrösten. Das Wasser und 100 Milliliter Hafermilch dazugeben. So lange köcheln lassen, bis die Flüssigkeit aufgenommen ist. Beiseitestellen, abkühlen lassen.

Die Mehle mit der Hefe vermischen. Den Kokosblütenzucker hinzufügen. Die restliche Hafermilch leicht erwärmen, angießen und alles gut durchkneten. Die restlichen Zutaten hinzufügen und alles erneut gut kneten.

Den Teig ca. 30 Minuten an einem warmen Ort gehen lassen. Dann in die Kastenform füllen und weitere 45 Minuten gehen lassen. Das Brot bei 220 Grad ca. 45 Minuten backen.

Einkorn-Kartoffel-Brot

Für 1 Kastenform (Länge 30 cm)

320 g Einkornmehl
30 g Kartoffeln, gekocht und gestampft
7 g Salz
13 g Trockenhefe
6 ml Essig
220 ml lauwarmes Wasser

Alle Zutaten von Einkornmehl bis Essig in eine Schüssel geben. Das Wasser angießen und dabei 8 Minuten langsam kneten. Den Teig in die Kastenform füllen und bei 25 Grad 15 Minuten gehen lassen. Mit Frischhaltefolie abdecken und 12–14 Stunden im Kühlschrank weiter gehen lassen.

Das Brot bei 220 Grad 50 Minuten backen und nach dem Backen rasch aus der Form nehmen.

Emmer-Vollkornbrot

Für 1 Kastenform (Länge 30 cm)

Achtung: Ruhezeit über Nacht!

250 g Emmervollkornmehl
250 g Weizenvollkornmehl
10 g Salz
5 g frische Hefe
350 ml Wasser

Alle Zutaten zu einem geschmeidigen Teig verrühren, diesen in die Kastenform füllen und über Nacht zugedeckt an einem kühlen Ort gehen lassen.

Die Form in den 230 Grad heißen Ofen schieben, nach 10 Minuten auf 220 Grad reduzieren und das Brot weitere 30 Minuten backen.

Amaranth-Brötchen

Für ca. 8 Brötchen

20 g frische Hefe
150 g Amaranth
450 ml Wasser
250 g Weizenmehl
250 g Dinkelmehl

15 g Salz
1 TL Zucker
60 ml lauwarmes Wasser
1 EL Stärkemehl

Die Hefe aus dem Kühlschrank nehmen, sie soll Zimmertemperatur haben. Amaranth und Wasser zum Kochen bringen, bei kleinster Hitze ca. 25 Minuten köcheln. In den letzten Minuten stetig umrühren, damit nichts anbrennt. Den Herd ausschalten und den Amaranth 10 Minuten nachquellen lassen, dann abkühlen lassen.

Die Mehle vermischen und die Hefe hineinbröckeln. Unter Zugabe von Salz, Zucker, gequollenem Amaranth und lauwarmem Wasser einen Hefeteig herstellen. Eventuell noch etwas Wasser dazugeben. Den Hefeteig an einem warmen Ort abgedeckt ca. 1 Stunde gehen lassen. Er sollte seinen Umfang verdoppeln.

Auf der bemehlten Arbeitsfläche den Teig kurz kneten, in ca. 8 Stücke teilen und diese ca. 30 Minuten ruhen lassen. Die Stücke von Hand in die gewünschte Form bringen, auf ein Backblech legen und das Stärkemehl darübersieben. Die Teigstücke mit einem scharfen Messer leicht einritzen.

Das Backblech in den 250 Grad heißen Ofen schieben und eine Tasse heißes Wasser in den Backofen stellen. Nach 10 Minuten die Backofentür öffnen und Dampf entweichen lassen. Die Temperatur auf 180 Grad reduzieren und die Brötchen weitere 20 Minuten backen.

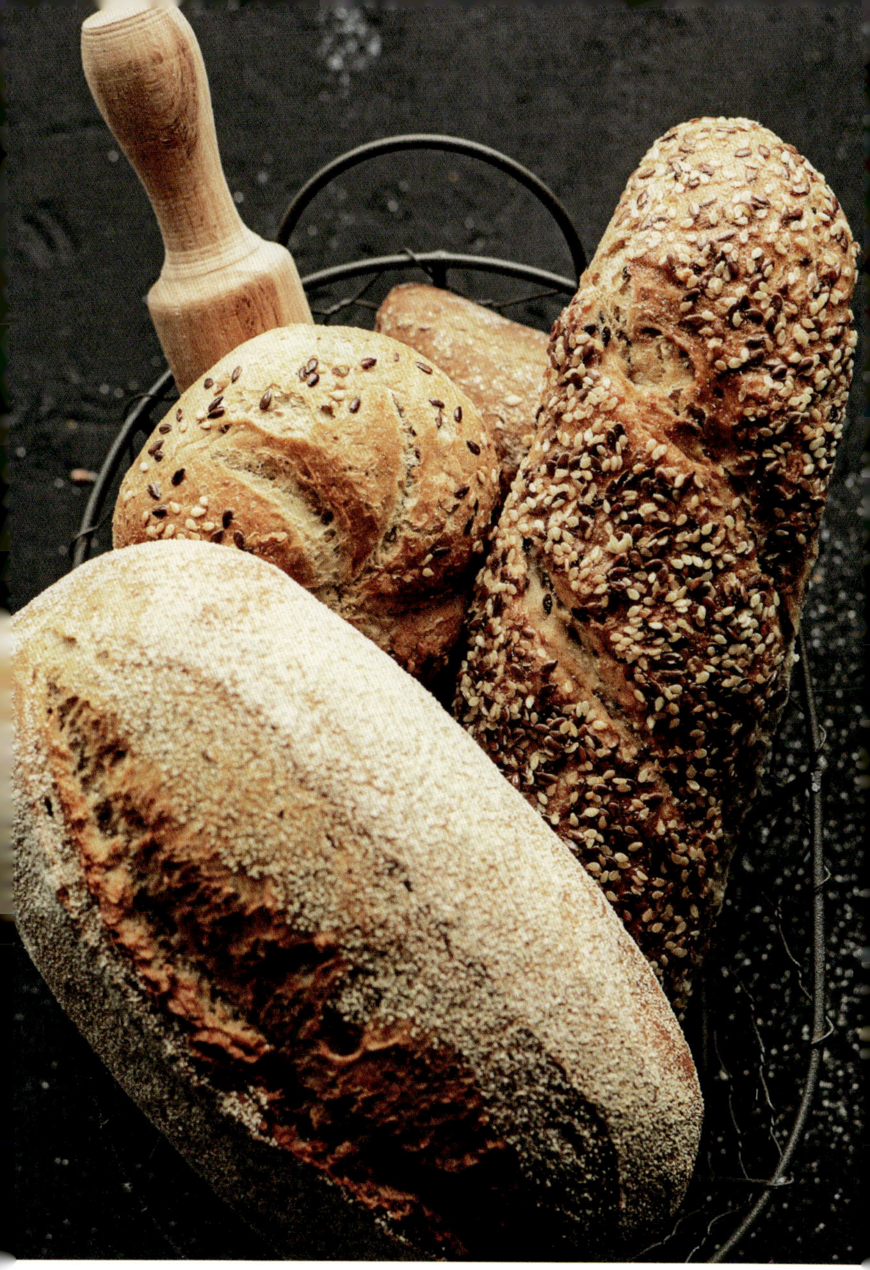

^ Gesund und lecker: Backwaren aus Ur- und Pseudogetreide.

Buchweizen-Haferflocken-Brötchen

Für ca. 10 Brötchen

250 g Haferflocken

½ TL feines Meersalz

3 EL Sesammus (Tahin)

750 ml Wasser

800 g Buchweizenmehl

Haferflocken, Meersalz, Sesammus und Wasser gründlich vermengen und 10 Minuten quellen lassen. Das Mehl dazugeben und alles zu einem glatten Teig verkneten.

Den Teig in ca. 10 Stücke teilen. Von Hand in die gewünschte Form bringen, auf ein Backblech legen und bei 180 Grad ca. 20 Minuten backen.

Feine Kamut-Brötchen

Für 6–8 Brötchen

20 g frische Hefe

300 ml lauwarmes Wasser

500 g Kamutmehl

3 TL Salz

1 TL Rohrzucker

20 ml Sonnenblumenöl

Die Hefe in das Wasser bröckeln und auflösen. Mehl, Salz, Zucker und Öl dazugeben. Den Teig ca. 10 Minuten auf kleinster Stufe kneten. Auf der Arbeitsfläche weitere 2 Minuten kräftig mit den Händen kneten. Den Teig zu einer Kugel formen, mit Mehl bestäuben und abgedeckt in einer Schüssel an einem warmen Ort ca. 40 Minuten gehen lassen. Er soll sichtlich aufgegangen sein.

Erneut den Teig kräftig durchkneten, mit Mehl bestäuben und abgedeckt ca. 30 Minuten gehen lassen. Ein letztes Mal kräftig durchkneten, mit Mehl bestäuben und abgedeckt ca. 20 Minuten gehen lassen. Den Teig aus der Schüssel nehmen, leicht durchkneten, zu einer Schlange formen und diese mit einem scharfen Messer in 6–8 Teile schneiden. Die Teigstücke mit der Schnittfläche nach unten auf die bemehlte Arbeitsplatte geben und mit der Hand in die gewünschte Form bringen.

Die Teigstücke auf ein Backblech legen, mit einem scharfen Messer einritzen und an einem warmen Ort ca. 30 Minuten ruhen lassen. Der Umfang der Teigstücke sollte sich sichtlich vergrößern.

Den Backofen ca. 10 Minuten auf 200 Grad vorheizen. Eine Schale mit kochendem Wasser in den Ofen stellen, die Brötchen mit etwas Wasser bepinseln und ca. 20 Minuten backen.

Roggen-Brötchen

Für ca. 8 Brötchen

750 g Roggenmehl
1 Würfel frische Hefe
Salz
2 TL Zuckerrübensirup
200 ml warmes Wasser

Aus Roggenmehl, Hefe, Salz, Zuckerrübensirup und Wasser einen Teig anrühren und diesen zugedeckt an einem warmen Ort ca. 30 Minuten gehen lassen. Mit etwas Mehl bestreuen, kneten, erneut bestreuen und erneut ca. 15 Minuten gehen lassen. Eventuell das Bestreuen, Kneten und Quellenlassen wiederholen.

Aus dem Teig 8 Brötchen formen. Diese mit etwas Wasser bestreichen und bei 180 Grad ca. 15 Minuten backen. Damit die Brötchen nicht zu fest und hart werden, eine Tasse Wasser in den Ofen stellen.

Brotaufstriche

Amaranth-Linsen-Aufstrich

Für 1 Glas à 100 ml

40 g Amaranth

40 g rote Linsen

4 getrocknete Tomaten

2 Artischockenherzen

¼ Paprika

1 Knoblauchzehe

1 EL Tomatenmark

1 EL Olivenöl

Petersilie

Oregano

Rosmarin

Salz, Pfeffer

Den Amaranth 30 Minuten kochen. Nach 20 Minuten die Linsen dazugeben und mitkochen. Inzwischen die Tomaten und die Artischockenherzen klein schneiden, Paprika würfeln, Knoblauch abziehen und pressen. Amaranth und Linsen abgießen, die Flüssigkeit mit einem Löffel ausdrücken. Alle anderen Zutaten dazugeben und zu einem cremigen Aufstrich pürieren. Wenn nötig, noch etwas Öl hinzugeben.

Dinkel-Petersilie-Aufstrich

Für 1 Glas à 150 ml

150 g Dinkel

300 ml Gemüsebrühe

1 Lorbeerblatt

1 Bund Petersilie

1 Zweig Estragon
1 große Zwiebel
2 Knoblauchzehen
1 TL Rohrzucker
75 g Margarine
3 EL Hefeflocken
1 TL Meersalz
Pfeffer aus der Mühle
1 Msp. Muskat
½ TL Oregano

Den Dinkel grob schroten. Die Gemüsebrühe mit dem Lorbeerblatt aufkochen und den Dinkelschrot einstreuen, dabei ständig umrühren. Bei geringer Temperatur ca. 5 Minuten köcheln lassen. Vom Herd nehmen, abdecken und ca. 20 Minuten quellen lassen.

In der Zwischenzeit die Petersilie und den Estragon fein hacken. Die Zwiebel und den Knoblauch schälen, sehr fein würfeln und mit dem Rohrzucker in der Margarine glasig dünsten. Abkühlen lassen, dann mit den Hefeflocken, der Petersilie und dem Dinkelschrot gründlich vermengen. Mit Salz, Pfeffer, Muskat, Oregano und Estragon abschmecken und 1 Tag durchziehen lassen.

Pikanter Buchweizen-Aufstrich

Für 1 Glas à 100 ml

1 Bund frische Kräuter
1 Knoblauchzehe
50 g Buchweizen
100 ml Gemüsebrühe
1 EL Currypulver
50 g Butter
Salz, Pfeffer

Die Kräuter fein hacken. Den Knoblauch abziehen und ebenfalls fein hacken. Den Buchweizen leicht anrösten, dann mit der Brühe und dem Knoblauch 20 Minuten köcheln lassen. Currypulver, Butter und Kräuter in den noch warmen Topf geben. Alles gut vermischen, bis die Butter zerschmolzen ist, und mit Salz und Pfeffer abschmecken. Den Aufstrich in ein luftdicht schließendes Glas füllen. Er hält im Kühlschrank ca. 2–3 Tage.

Scharfer Quinoa-Avocado-Aufstrich

Für 6 Personen

60 g Quinoa
150 ml Wasser
2 reife Avocados
1 große reife Tomate
1 Handvoll frischer Koriander
½ rote Zwiebel
½ rote Chilischote
Saft von 2 Limetten
2 EL Olivenöl
Zucker
Meersalz, schwarzer Pfeffer aus der Mühle

Die Quinoa gründlich waschen, dann im heißen Wasser ca. 15 Minuten zugedeckt köcheln lassen, ca. 15 Minuten nachquellen lassen.

In der Zwischenzeit die Avocados halbieren, entkernen und klein würfeln. Die Tomate entkernen und klein hacken. Den Koriander und die Zwiebel ebenfalls klein hacken. Die Chilischote entkernen und fein würfeln. Die vorbereiteten Zutaten mit drei Viertel des Limettensafts, Olivenöl und Zucker verrühren, mit Salz und Pfeffer würzen. Die Quinoa unterheben, abschmecken.

Herzhafte Kuchen und pikantes Gebäck

Einkorn-Flammkuchen

Eignet sich gut zum Verwöhnen von Gästen

Für 6 Personen

150 g Einkornmehl
350 g Weizenmehl
1 Pck. Trockenhefe
1 TL Salz
1 TL Zucker
250 ml Milch
3 EL Butter
1 TL Brotgewürz
2 rote Zwiebeln
2 Möhren
2 Zucchini
500 g Quark
200 ml Sahne
3 Eier
1 Bund Petersilie
Salz, Pfeffer

Die Mehle mit Trockenhefe, Salz, Zucker und Milch verrühren. Butter und Brotgewürz dazugeben, alles gut durchkneten und den Teig abgedeckt ca. 30 Minuten ruhen lassen.

In der Zwischenzeit Zwiebeln, Möhren und Zucchini schälen und in Streifen schneiden. Quark, vorbereitetes Gemüse, Sahne und Eier verrühren. Die Petersilie waschen, hacken und dazugeben, mit Salz und Pfeffer abschmecken. Den Backofen auf 180 Grad vorheizen.

Den Teig dünn ausrollen und auf ein Backblech legen. Die Gemüsemasse daraufstreichen und den Flammkuchen ca. 40 Minuten backen.

Herzhafter Emmer-Kuchen

Für 1 Kastenform (Länge 30 cm)

50 ml Vollmilch
80 ml Olivenöl
½ TL Vanille
120 g Rohrohrzucker
1 großes Ei
150 g Emmermehl
2 TL Weinsteinbackpulver
1 Prise Zimt
½ TL Anis
½ TL Fenchelsamen, frisch gemahlen
20 g Rohrpuderzucker
1 Prise feines Meersalz
100 g griechischer Joghurt

Milch, Olivenöl, Vanille, Rohrohrzucker und Ei zu einer schaumigen Masse verrühren. Emmermehl, Backpulver, Gewürze, Rohrpuderzucker und Meersalz ebenfalls gut miteinander vermischen. Den Backofen auf 180 Grad vorheizen.

Die beiden Massen langsam vermischen, dabei mit dem Schneebesen rühren. Den Joghurt löffelweise unterheben. Alles so lange verrühren, bis eine feine, glatte Masse entsteht. In die Kastenform füllen und den Kuchen ca. 30 Minuten backen.

Quinoa-Dinkel-Cracker

Für ca. 20 Stück

2 Eier
½ TL Paprikapulver
½ TL Currypulver
Salz, Pfeffer
Cayennepfeffer
1 EL Kokosöl
80 g Quinoa, gepufft
40 g Dinkelmehl
2 EL Wasser

Die Eier leicht aufschlagen, die Gewürze dazugeben und gründlich vermischen. Das Kokosöl bei geringer Hitze schmelzen lassen. Alle Zutaten vermischen und abschmecken.

Aus dem Teig ca. 20 Kugeln formen und zu Crackern platt drücken. Im vorgeheizten Ofen (190 Grad) 10 Minuten backen.

Roggenstangen mit Kümmel

Für 4 Personen

250 g Roggenmehl
120 g Butter
6 EL Milch
½ TL Salz
Sahne zum Bestreichen
2 TL gemahlener Kümmel

Aus Mehl, Butter, Milch und Salz einen Mürbeteig herstellen. Den Backofen auf 180 Grad vorheizen.

Den Teig zu 4 Stangen formen, mit der Sahne bestreichen und in dem Kümmel wälzen. Die Roggenstangen ca. 15 Minuten backen.

Süße Backwaren

Amaranth-Apfel-Kuchen

Für 1 Springform (ø 20 cm)

Für den Mürbeteig
300 g Mehl
Salz
200 g Margarine
100 g Rohrzucker
kaltes Wasser

Für die Füllung
8 Äpfel
50 ml Wasser
100 g Rohrzucker
abgeriebene Schale und Saft von ½ kleinen Biozitrone
6 EL Amaranth

Für die Glasur
Saft von ½ Biozitrone
100 g Puderzucker
etwas Wasser

Alle Teigzutaten rasch verkneten, den Teig in Folie wickeln und kalt stellen.

Die Äpfel schälen, entkernen und in dünne Scheiben schneiden. Apfelscheiben, Wasser, Zucker, Zitronenabrieb, Zitronensaft und Amaranth aufkochen, kurz köcheln lassen, vom Herd nehmen und abkühlen lassen. Backofen auf 200 Grad vorheizen.

Zwei Drittel des Mürbeteigs in die Springform geben, einen Rand hochziehen und das Apfel-Gemisch einfüllen. Aus dem restlichen Teig einen Deckel formen und den Kuchen ganz damit bedecken. Mit einer Gabel an mehreren Stellen einstechen. Ca. 45 Minuten backen.

Zitronensaft und Puderzucker verrühren und auftragen. Den Kuchen vollständig auskühlen lassen.

Bananen-Schoko-Muffins mit Chia

Für 12 Stück

250 g Bananen
100 g Milchschokolade
100 g Butter
300 g Mehl
1 TL Backpulver
2 EL schwarze Chiasamen
40 g Kokosnussraspel
100 g Akazienhonig
120 ml Vollmilch

Die Bananen pürieren. Die Schokolade klein hacken. Die Butter zerlassen und abkühlen lassen. Papierförmchen in die Muffin-Backform legen. Den Backofen auf 180 Grad vorheizen.

Mehl und Backpulver in eine Schüssel sieben. Chiasamen, Kokosnussraspel und Honig untermischen. Bananen, zerlassene Butter und Milch verrühren und dazugeben. Dann vorsichtig die Schokolade unterheben.

Den Teig in die Formen geben und ca. 20 Minuten backen. Die Muffins sollen goldbraun sein. In der Form ca. 5 Minuten stehen lassen, dann die Muffins auf einem Kuchengitter vollständig abkühlen lassen.

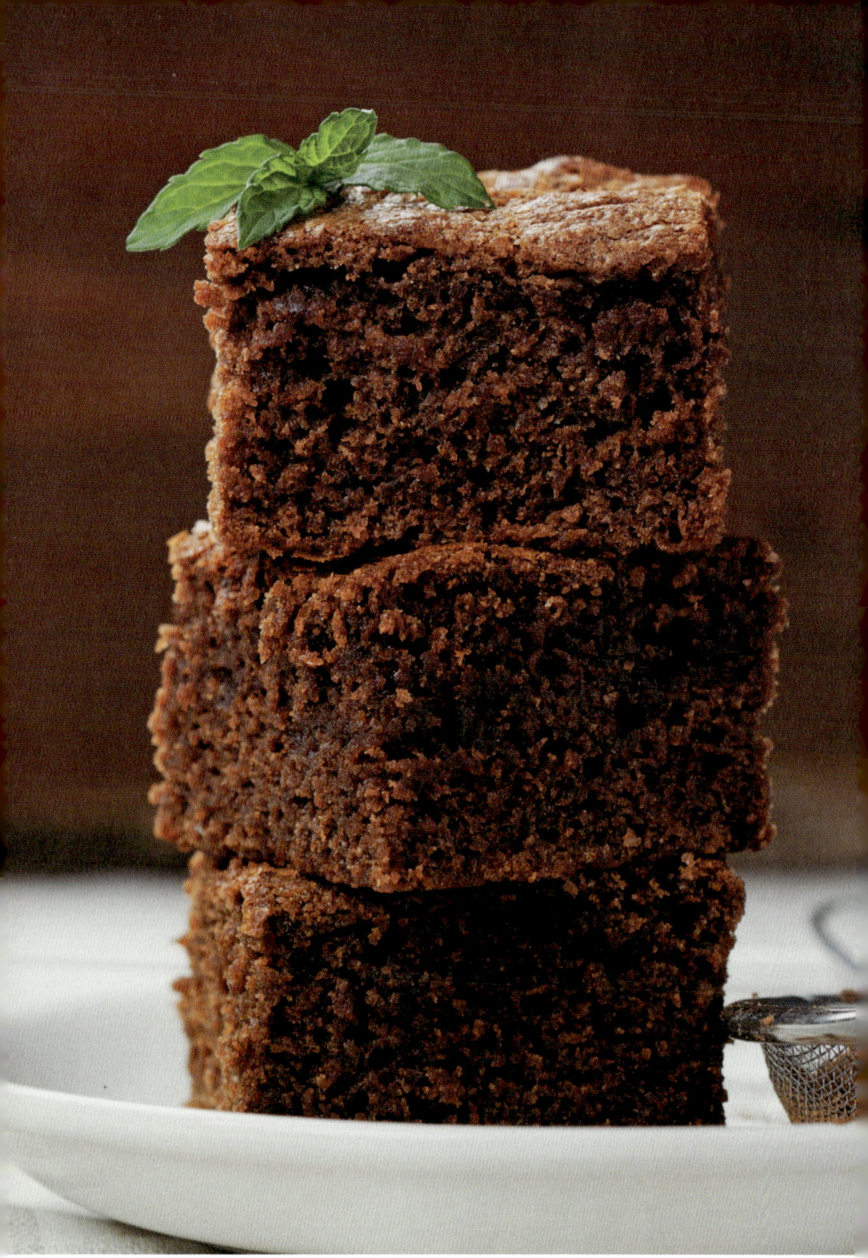

^ Nicht nur Kinder lieben sie: Buchweizen-Schoko-Brownies.

Buchweizen-Schoko-Brownies

Für 16 Stück

300 g hochwertige Schokolade, mind. 70 % Kakaoanteil
90 g Johannisbeergelee
90 g Akazienhonig
1 Ei (Größe L)
2 Eiweiß (Größe L)
1 TL Meersalz
gemahlener Zimt
½ TL Vanille
70 g Buchweizenmehl
45 g gehackte Mandeln

Die Schokolade in Stücke brechen, in ein hitzebeständiges Gefäß geben und im Wasserbad schmelzen. Vom Herd nehmen. Den Backofen auf 180 Grad vorheizen.

Gelee, Honig, Ei, Eiweiße, Salz, Zimt und Vanille gründlich vermischen. Das Mehl unterrühren und alles zu einem glatten Teig verarbeiten. Die geschmolzene Schokolade langsam angießen, dabei ständig rühren.

Den Teig auf ein Backblech geben, die Mandeln darüberstreuen und leicht andrücken. Ca. 20 Minuten backen, abkühlen lassen, dann in 16 Quadrate schneiden.

Dinkel-Zimt-Schnecken mit Rosinen

Für 10 Stück

450 g Dinkelmehl
1½ EL Backpulver
Salz
80 g kalte Butter
250 ml Vollmilch

60 g brauner Zucker
2 TL gemahlener Zimt
150 g Rosinen
1 TL Vanille

Mehl, Backpulver und Salz in eine Schüssel sieben. 60 Gramm der kalten Butter stückchenweise mit den Fingerspitzen einarbeiten. In der Mitte eine Mulde formen und die Milch hineingießen. Mit dem Handrührer alles zu einem glatten Teig verrühren. Den Backofen auf 180 Grad vorheizen.

Den Teig auf die Arbeitsfläche legen und 2 Minuten mit den Händen durchkneten, dann zu einem Rechteck ausrollen. Die restliche Butter zerlassen und mit drei Viertel davon den Teig bepinseln. Zucker und Zimt mischen, auf die zerlassene Butter streuen. Die Rosinen mit der Vanille mischen und auf dem Teig verteilen.

Den Teig von der Längsseite her zusammenrollen, die Ränder abschneiden und die Teigrolle in 10 Stücke teilen. Mit der Schnittseite nach oben auf ein Backblech legen und mit dem Rest der zerlassenen Butter bepinseln. Die Schnecken ca. 30 Minuten backen, bis sie goldbraun sind. Am besten schmecken sie frisch und warm.

Khorasan-Kirschkuchen

Für 1 Backblech

250 g weiche Butter
100 g flüssiger Honig
2 Msp. Vanille
2 Msp. Zimt
2 Prisen Meersalz
8 kleine Eier

400 g Khorasan-Mehl
6 TL Weinsteinbackpulver
700 g Kirschen
100 g Mandeln

Den Backofen auf 180 Grad vorheizen. Aus allen Zutaten von Butter bis Weinsteinbackpulver einen glatten Teig rühren und diesen auf das Backblech geben. Die Kirschen gut abtropfen lassen und auf dem Boden verteilen. Die Mandeln darüberstreuen und den Kuchen ca. 30 Minuten backen. Vor dem Anschneiden ganz auskühlen lassen.

Getränke

Amaranth-Beeren-Nuss-Smoothie

Für 2 Gläser

400 ml Mandelmilch
100 g Beeren (frisch oder tiefgefroren)
3 EL Haferflocken
4 EL Amaranth, gepoppt
1 EL Walnüsse
1 EL Haselnüsse, geröstet
1 TL Leinsamen, geschrotet
2 Datteln, ohne Kerne

Zutaten in den Mixer geben und ca. 40 Sekunden lang mixen.

Chia Fresca

Für 1 Portion

1½ EL Chiasamen
300 ml Wasser

3 TL frisch gepresster Zitronensaft

Honig nach Belieben

Die Samen in dem Wasser ca. 20 Minuten quellen lassen, dabei häufig umrühren, damit sie nicht verklumpen. Den Zitronensaft dazugeben und nach Belieben mit Honig süßen.

Achtung: Das Getränk ist sehr dickflüssig. Wenn Sie die Samen vor dem Einweichen mahlen, erhält es eine eher breiartige Konsistenz.

Dinkel-Getränk

Für 3 Gläser

Achtung: Einweichzeit über Nacht!

100 g Biodinkel

200 ml Wasser zum Einweichen

800 ml kaltes Wasser

1 EL Sonnenblumenöl

Meersalz

Den Dinkel über Nacht in Wasser einweichen. Am folgenden Tag das Einweichwasser abschütten. Den Dinkel in einen Topf geben, knapp mit Wasser bedecken, aufkochen, ca. 5 Minuten kochen lassen, dann abgießen.

Die gekochten Körner mit dem kalten Wasser ca. 4 Minuten auf höchster Stufe im Mixer mischen. Es soll eine sämige Flüssigkeit entstehen. Die Masse durch ein Mulltuch filtern, die Flüssigkeit wieder in den Mixer geben, Öl und Salz hinzufügen und ca. 1 Minute mixen. Das Getränk in eine vorbereitete Glasflasche füllen. Es hält im Kühlschrank ca. 2 Tage. Vor jedem Gebrauch kräftig schütteln.

Gerstenwasser (Barley Water)

Für 1–2 Gläser

4 EL Gerste

1 l Wasser

Saft von ½ Zitrone

Die Gerste gründlich waschen und in dem Wasser 2 Stunden lang leise kochen. Abseihen, die Gerstenkörner anderweitig verwenden. Den Zitronensaft zu dem Wasser geben.

Achtung: Das Gerstenwasser möglichst frisch verbrauchen. Wegen des Schleimstoffgehalts kann es leicht kippen.

Quinoa-Trunk

Für 2 Gläser

60 g Quinoa

150 ml Wasser zum Garen

370 ml kaltes Wasser

2 Datteln

¼ TL Zimt

Die Quinoa gründlich waschen, dann in dem Garwasser zugedeckt ca. 15 Minuten köcheln lassen. Vom Herd nehmen und weitere 15 Minuten quellen lassen.

Die gequollene Quinoa mit dem kalten Wasser im Mixer glatt rühren. Ein Sieb mit einem Mulltuch auslegen und die Mischung abseihen. Die Datteln und den Zimt zur Flüssigkeit geben, alles nochmals gut im Mixer vermischen und in Gläser füllen.

Literatur

Becker, Waltraud: **Korngesund. Das Getreide-Handbuch**, emu-Verlags- und Vertriebsgesellschaft, 2017

Hay, Louise: **Loving Yourself to Great Health**, Hay House Inc., 2014

Henry, Jeya (Hg.): **Advances in Food and Nutrition Research**, Volume 75, Verlag Academic Press, 2015

James, Ghillie: Amazing grains – from classic to contemporary, wholesome recipes for every day, Kyle Books, 2013

Kissel, Renate/Pranschke, Rafael: **Getreide & Korn. Das Standardwerk**, Christian Verlag, 2013

Renzenbrink, Udo: **Die sieben Getreide. Nahrung für den Menschen**, Verlag am Goetheanum, 2014

Ruff, Carola: **Amaranth & andere Vitalkörner**, BuchVerlag für die Frau, 2017

Whitehouse, Maureen: **Soul-Full Eating: A Delicious Path to Higher Consciousness**, Axiom Publishing, 2007

Wolff, Otto: **Was essen wir eigentlich? Praktische Gesichtspunkte zur Ernährung**, Verlag Freies Geistesleben, 2012

Informative Webseiten

http://www.drax-muehle.de/unser-getreide/alte-getreidesorten
https://www.bzfe.de/inhalt/urgetreide-28442.html
https://www.chia.de
https://heilkraeuter.de
https://initiative-urgetreide.de